下肢静脈瘤は「足の甲テーピング」で9割よくなる!

足のむくみ こむら返りは〝抜け道血管〟が原因だった

サトウ血管外科クリニック院長
佐藤達朗

河出書房新社

はじめに

　本書を手に取ってくださっている読者のみなさんは、病院で「下《か》肢《し》静《じょう》脈瘤《みゃくりゅう》」と診断されていたり、自分で「下肢静脈瘤ではないか」と疑っていたりするのではないでしょうか。あるいは、脚がむくんだり、脚の血管が表面までボコボコと浮き上がってきたり、こむら返りに悩んでいる方もいらっしゃるかもしれません。

　下肢静脈瘤というのは、その名前のとおり、下肢（脚）の静脈に瘤《こぶ》ができる病気です。ここで補足をしておくと、下肢静脈瘤の患者さんのなかには、「血管がボコボコと浮き上がる」という症状が出ない方もいます。つまり、「脚の表面がボコボコしていないから、下肢静脈瘤ではない」とはいえないので、注意してください。

主な症状としては、血管のボコボコのほかに、**「脚のむくみやだるさ」「こむら返り」**が挙げられます。

下肢静脈瘤とは脚の静脈に何らかの異常を抱えていることにより、心臓まで送り返されるはずの静脈の血液が脚に留まり、そのことが原因で起こる病気です。

以前は、「問題のある静脈を、手術で抜く」という治療が行われていました。「ストリッピング」あるいは「抜去術《ばっきょ》」といわれる方法です。

骨のとなりにある太い静脈が機能を果たすので、それ以外の静脈は抜いても大きな支障はない、という判断です。しかし、その手術は体に負担がかかることに加え、なぜか、手術をしても改善しない人が少なからずいたのです。

私は、手術の方法を最新のレーザー手術に切り替えつつも、この「手術をしても改善しない人がいる理由」について考え続けていました。

そして2006年のある手術の際に、それまでの医学の常識を覆す発見をしました。

「つながっていないと思われた2本の静脈が、足の甲でつながっていた」のです。私はこれを**「アーチ状静脈」**と名づけました（16ページ参照）。

さらに数年後、**アーチ状静脈と動脈が直接つながってしまう症例**（わかりやすく**「抜け道血管」**と呼んでいます）が、少なからずあることもわかりました。下肢静脈瘤の患者さんの約9割が、この症状を抱えていたのです。

これらのメカニズムについては、本編で詳しく解説します。

「アーチ状静脈」と「抜け道血管」の発見により、今まで不可解だった

事例に対して、すべて説明がつくようになりました。

手術の方法も変わりました。

と同時に、重症ではなく、かつ抜け道血管が原因の患者さんの症状を軽減させる方法も見つかったのです。それが、「足の甲テーピング」です。

本書では、下肢静脈瘤を発症してしまう原因について解説するとともに、予防や改善のためのノウハウを紹介します。

下肢静脈瘤を軽く考えて手遅れにならないように、本を読み終えたら、すぐに実践することをおすすめします。なお、重度の場合や異常を感じた場合には、自己判断せず必ず専門医に診てもらうようにしてください。

佐藤達朗

目次

はじめに …… 3

下肢静脈瘤　セルフチェックシート …… 12

第1章
むくみの正体と下肢静脈瘤の原因

下肢静脈瘤って、どんな病気のこと？ …… 18
下肢静脈瘤が静脈にできるわけ …… 21
症状は脚の表面に現れる瘤だけではない …… 27
むくみが起こる原因は静脈から染み出したリンパ液 …… 34

下肢静脈瘤になりやすい人の傾向……37
女性の発症が多いのはホルモンバランスの影響も……41
静脈瘤やむくみはセルライトと「冷え」を誘発する……43
放置すると命にかかわることも……49
病院へ行くかどうかの判断は「見た目」と「かゆみ」……51
肥満などを引き起こす悪習慣は下肢静脈瘤を誘発する要因……53

第2章 下肢静脈瘤の原因は「抜け道血管」にあった！

動脈から静脈につながる「抜け道血管」が下肢静脈瘤の原因だった！……56
下肢静脈瘤の2つの原因、上行型と下行型を知っておこう……63

「抜け道血管」は体に異変が起きたときに開く…… 65
「温め続けない」「脚を上げて寝ない」…… 71
「抜け道血管」をふさぐには足の甲にテーピングを巻くだけ…… 75
「足の甲テーピング」は、「抜け道血管」が開きやすいときに巻く…… 79
テーピングの効果が期待できるのは、初期の症状…… 83
「足の甲テーピング」のやり方…… 90
症状が改善したと思っても、進行していることがある…… 95
手術をすぐにすべきかどうかの判断基準は、脚に「かゆみ」があるかどうか…… 100
進行した下肢静脈瘤を根本的に治すには、レーザーによる手術を…… 103
むくみがあっても利尿剤を飲むのは危険…… 108
再発を防ぐためにも生活習慣を改善する…… 110

第3章

むくみや、こむら返りの正体と解決法

美容面の症状は「足の甲テーピング」できれいに治る……116
血管内脱水によって溜まったリンパ液と水分が、むくみとだるさを招く……119
むくみを簡単に軽減させるには「口《くち》テーピング」が効果的……124
寝ているときにこむら返りが起こったら、下肢静脈瘤を疑ってみる……128
こむら返りは暑いときに起こりやすい！　夏場はしっかりと水分を摂ろう……133
こむら返りの背後に隠れている、命にかかわる重篤な病気に注意！……136

第4章

「元気な静脈」を取り戻すための毎日のセルフケア

下肢静脈瘤の予防には、塩分を控え、必要なミネラルをしっかり摂取……140
日常で取り入れてほしい下肢静脈瘤の予防に効果的な習慣……145
家事や仕事の合間にできる簡単なエクササイズを……148
運動や食事などの生活習慣の改善で「元気な静脈」を取り戻そう……153
おわりに……155

No.	質問	チェック	グループ
16	運動不足である		D
17	近所の買い物も自動車や自転車を利用する		
18	サンダルやスリッパを履く機会が多い		
19	扁平足《へんぺいそく》だったり、最近扁平足になった		
20	普段から水をあまり飲まない		E
21	お茶やコーヒーをよく飲む		
22	塩分を摂りすぎの傾向がある		
23	お酒の量が多い		
24	喫煙習慣がある		F
25	高血圧かぜん息の薬を飲んでいる		
26	ピル、ホルモン剤などの薬を飲んでいる		
27	糖尿病、あるいは抗がん剤治療をしている		G
28	最近、大きなケガをした		
29	口呼吸をしていることが多い		
30	月経不順である		H
31	閉経間際である		
32	妊娠中である		
33	直系の家族に下肢静脈瘤の人がいる		I

下肢静脈瘤　セルフチェックシート

下肢静脈瘤になっている可能性が高いのか、あるいはなりやすい状態なのか、確認してみましょう。以下の質問に該当したら、チェックを入れてください。質問と下肢静脈瘤の関係は、14～15ページで解説しています。

No.	質問	チェック	グループ
1	脚の血管が浮いて見える		A
2	脚がだるく、疲れやすい		
3	夕方になると脚がむくむ		
4	寝ているときにこむら返りがよく起こる		
5	脚の一部にしこりがあったり、痛かったりする		
6	脚がかゆい、または赤くなっている		
7	足にできた傷が治りにくい		
8	足先が冷える		B
9	電気こたつやカーペットを使っている		
10	靴下をはいて寝る		
11	足湯をよくする		
12	仕事で長時間立ったままのことが多い		C
13	デスクワークが多く、じっとしていることが多い		
14	イスの生活を送っている		
15	車や飛行機での長距離移動が多い		

[質問] 20〜23　グループ **E**

水を飲む量が少なかったり、利尿作用のあるカフェインやアルコールなどを摂りすぎていたりすると、血液中の水分量が減ってしまい、血液がサラサラと流れにくくなります。これは脚のむくみにつながってしまいます。

[質問] 24〜26　グループ **F**

タバコを吸うと血管が収縮し、静脈瘤を引き起こす原因となります。また、高血圧やぜん息の薬や、ピルやホルモン剤なども、静脈瘤を引き起こしやすくなります。

[質問] 27〜29　グループ **G**

糖尿病などの持病や、口呼吸をすることが、脚のむくみにつながります。また、大きなケガをすると肝臓から修復ホルモンが分泌されて静脈瘤を引き起こしやすくなります。

[質問] 30〜32　グループ **H**

女性の場合、月経不順や閉経間際の人はホルモンバランスが崩れがちで、このようなときは、脚がむくみやすくなります。また妊娠中は、ホルモンの影響や、子宮による骨盤静脈の圧迫によって血流が悪くなるため、静脈瘤になりやすいのです。

[質問] 33　グループ **I**

遺伝子が関係しているかどうかは不明ですが、親が下肢静脈瘤の場合、子どもが同じ病気になる確率が上がります。

[解説]

12 ～ 13 ページの質問には、以下のような意味があります。
チェックが多かった人ほど、下肢静脈瘤を発症するリスクが高くなります。
チェックが多い人の中には、すでに発症している人もいるかもしれません。

[質問] 1～7　グループ A

脚の血管が浮いて見えたり、脚がだるかったり、むくんだりするといった症状は、静脈に異常があることを示しています。こむら返りや、痛み、かゆみなども同様です。

[質問] 8～11　グループ B

これらの症状は、足先が血行不良であることを示しています。足先を温めるだけではなかなか改善せず、症状が悪化することもあります。

[質問] 12～15　グループ C

これらの質問の回答が「はい」の方は、脚を動かす頻度が少ないことなどが原因で、静脈に血液が滞りやすくなっています。

[質問] 16～19　グループ D

日ごろから歩くことが少なく、また運動不足の生活をしていると、ふくらはぎの筋肉が衰えます。ふくらはぎは「第二の心臓」といわれており、この筋肉が衰えると、脚の血液が心臓に戻りにくくなります。また、扁平足の人が脱げやすい履き物を履いていると、足首が十分に動かず、ふくらはぎの動きも悪くなります。そもそも扁平足なだけで、血液を心臓に戻すための足のアーチによるポンプ機能が衰えます。

脚の静脈のしくみ

脚の静脈は、深部静脈と表在静脈、交通枝などで構成されています。脚を植物にたとえて、「幹：深部静脈、表在静脈」「枝：交通枝」「葉っぱ：皮静脈」「根元：足の甲のアーチ状静脈」と考えるとわかりやすいでしょう。

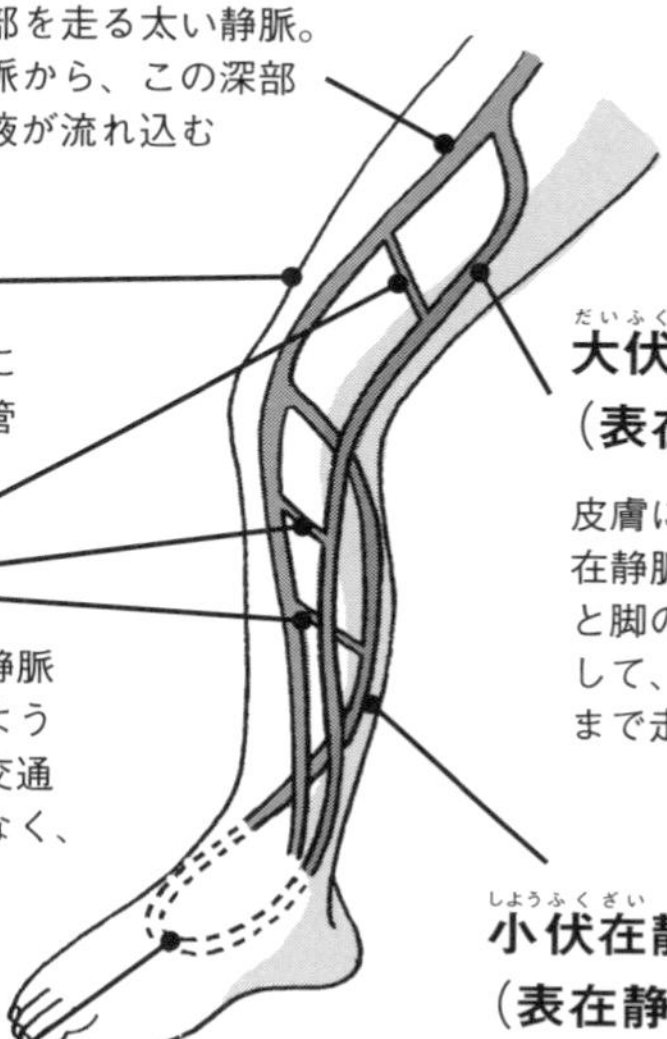
深《しん》部《ぶ》静脈
脚の中心部を走る太い静脈。ほかの静脈から、この深部静脈に血液が流れ込む
皮《ひ》静脈
皮膚に近い部分にある細い毛細血管
交通枝《こうつうし》
表在静脈と深部静脈をつなぐ、枝のような血管のこと。交通枝は１本だけでなく、多数ある
アーチ状静脈
独立していると思われていた大伏在静脈と小伏在静脈が、足の甲でアーチ状に結合しているケースが多く見られる（詳細は 59 ページ）
大伏在《だいふくざい》静脈
（表在静脈）
皮膚に近いところを走る表在静脈のひとつ。深部静脈と脚の付け根から枝分かれして、脚の内側をくるぶしまで走る
小伏在《しょうふくざい》静脈
（表在静脈）
皮膚に近いところを走る表在静脈のひとつ。深部静脈と膝の裏側から枝分かれして、アキレス腱まで伸びる

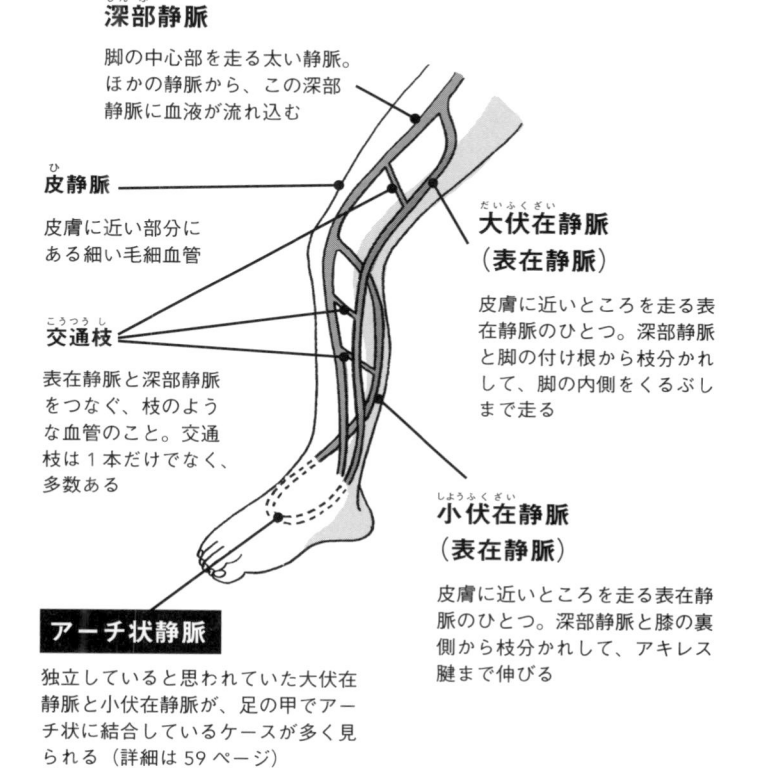

第1章

むくみの正体と下肢静脈瘤の原因

下肢静脈瘤って、どんな病気のこと?

「下肢静脈瘤」とは、下肢（脚）の静脈に瘤のような塊ができる病気のことです。下肢静脈瘤をさらに詳しく説明するために、動脈と静脈の違いについての説明からはじめましょう。

●動脈

人間の血管には、動脈と静脈があります。

動脈は、心臓から「きれいな血液」を体中に送り出すための血管です。「きれいな血液」には新鮮な酸素や栄養分が含まれていて、これらが体の隅々まで巡る

動脈と静脈の役割の違い

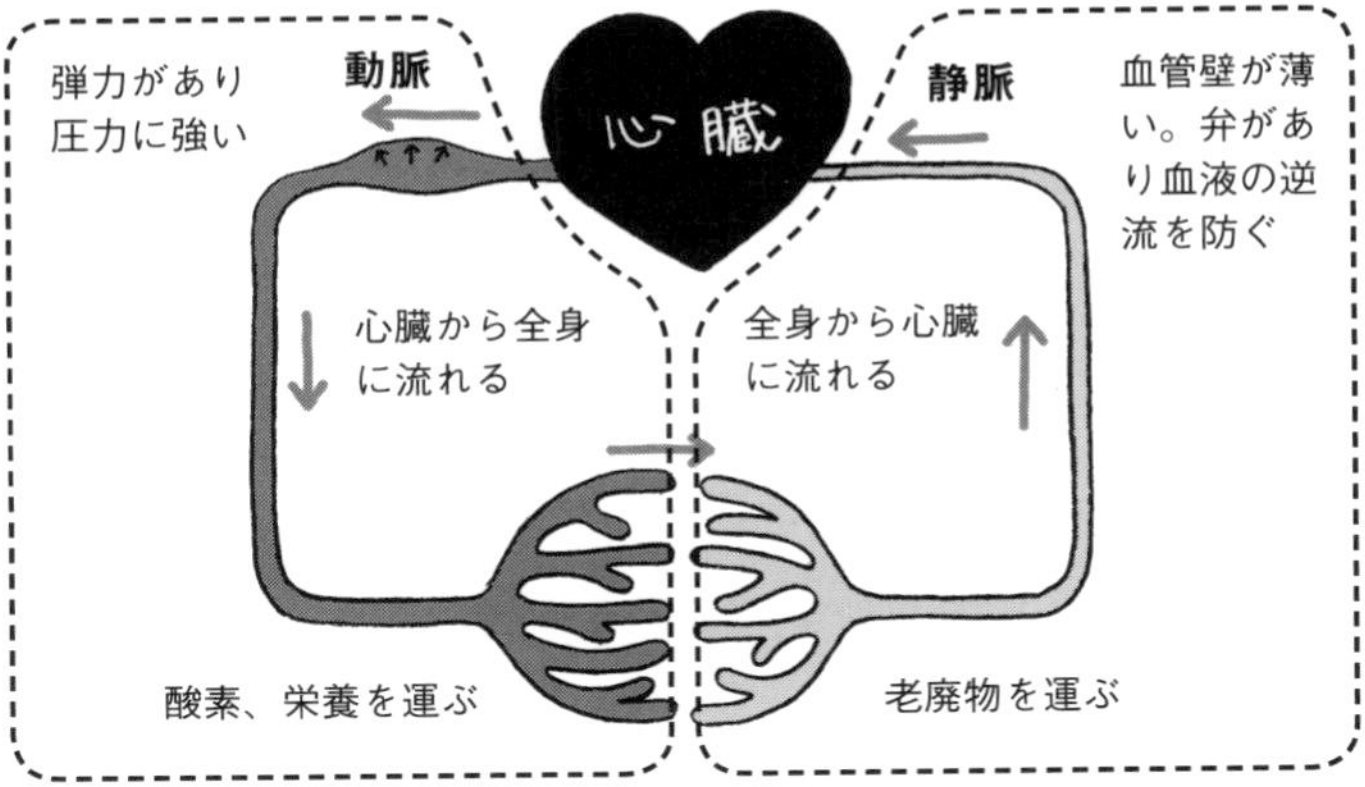

ことで、末端の組織や細胞が生き続けることができるのです。

動脈が破損すると大量の血液が体外に出てしまい、すぐに止血などの処置をしなければ、出血多量で死んでしまうこともあります。

「動脈硬化」という名前を聞いたことがあると思います。コレステロールの摂取過多や加齢のせいで、動脈が弾力性を失い、血管内壁にコレステロールなどのプラーク（固まり）が溜まり、血管の内側が狭くなってしまう状態のことをいいます。つまり、動脈の病気です。

また、「脳梗塞」「心筋梗塞」なども、動脈がふさがることで血液を送ることができない状態になり、壊死《えし》を起こし、さまざまな障害を起こす恐い病気です。

●静脈

エネルギーをもらった組織や細胞が活動することで、二酸化炭素と老廃物が発生します。静脈とは、体に不要なこれらのものが含まれる「きたない血液」を心臓まで送り返すための血管です。

動脈に比べて静脈は、重篤《じゅうとく》な病気になりにくいのが特徴ですが、まったく病気にならないわけではありません。

静脈の代表的な病気が、下肢静脈瘤なのです。

下肢静脈瘤が静脈にできるわけ

下肢静脈瘤は、その名前のとおり静脈の病気です。静脈に瘤のようなものができて、それが脚の表面にボコボコと現れてしまいます。このように表面に出てくるものだけではなく、**「隠れ静脈瘤」**と呼ばれるものもあります。このような瘤ができる原因は、動脈と比べて弾力性が乏しく、もともと薄い静脈の壁に、よけいな圧力が加わるため。

圧力がかかる理由としては、「静脈を流れる血液が逆流するため」というのが従来の考えです。

先にこの説について、説明しておきましょう。

静脈に血液の圧力がかかると瘤ができる

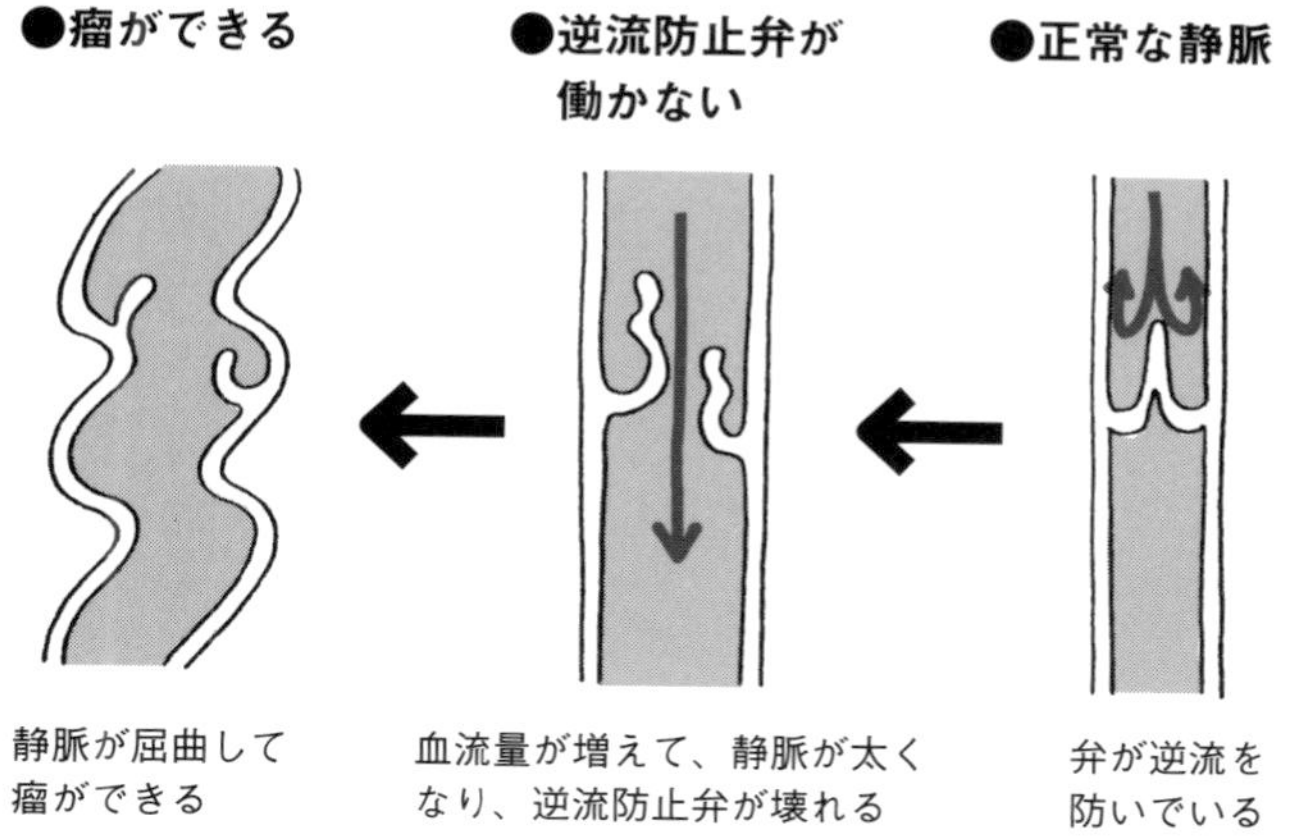

弁が逆流を防いでいる
血流量が増えて、静脈が太くなり、逆流防止弁が壊れる
静脈が屈曲して瘤ができる

動脈は、心臓のポンプ作用によって強い勢いで流れます。しかし、それに比べて静脈は、血流が弱いため、流れが滞ることがあります。特に脚は、心臓よりも低い位置にあるので、重力に逆らって押し戻すのは大変です。

そのため、**脚の静脈内の血液を心臓に押し戻すためのしくみが用意されています。ひとつは、ふくらはぎの筋肉をポンプとして利用する方法。もうひとつが、静脈内にある逆流を防止するための弁です。**

脚の静脈の血液を心臓に戻すしくみ

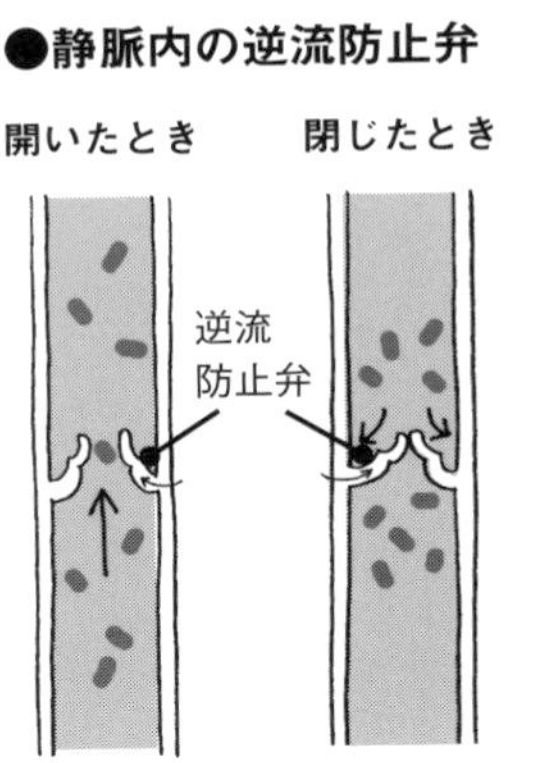

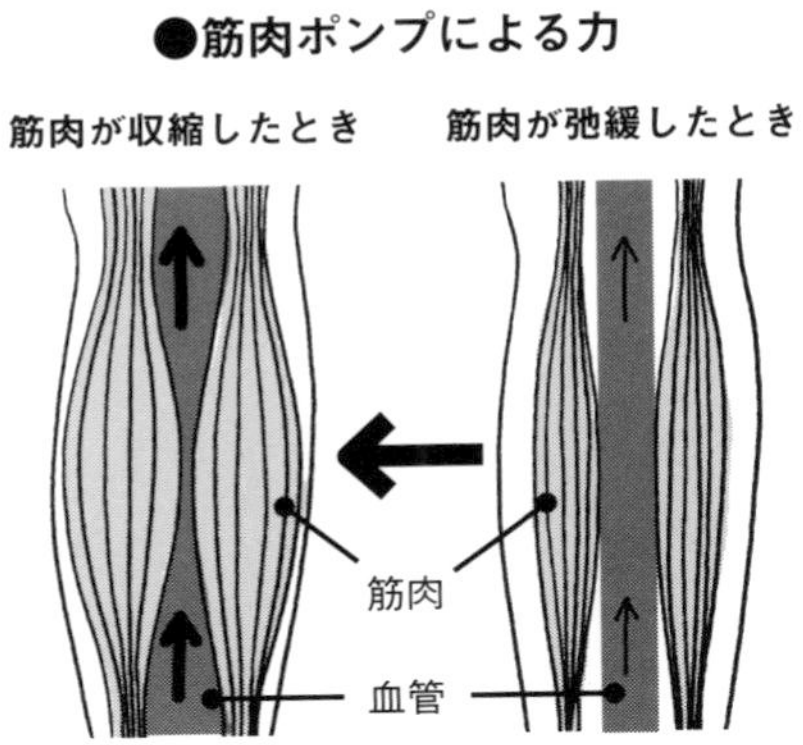

●筋肉ポンプ

ふくらはぎは「第二の心臓」といわれています。それは、脚の血液を心臓に戻すために、心臓のポンプと同じような役割をしているため。

ふくらはぎの筋肉の内部には、「筋肉枝《きんにくし》」という静脈があります（39ページ図参照）。ふくらはぎの筋肉が、収縮したり弛緩したりすることで、筋肉枝は圧迫され、血液が下から上へと運ばれるのです。

筋肉の動きがポンプのような働きをするので、「筋肉ポンプ」と呼ばれています。

さらに付け加えると、足にはもうひとつポンプがあります。

最近わかってきたことですが、**足の「土踏まず」を形成するアーチの部分には、歩くときにかかる圧力によって、血液を循環させる役割があった**のです。

下肢静脈瘤になると足が変形して扁平足になることがあるのですが、こうして足裏のアーチが崩れると、血液の戻りが悪くなり、悪循環に陥ります。

●逆流防止弁

静脈には、血液の流れが逆流しないようにするための弁があります。これは動脈にはないものです。

逆流防止弁は、静脈の内部に一定間隔で存在していて、「ハ」の字の形をしています。**血液が下から上へと正しく流れるときには開き、下方向へ逆流しそうになると閉じるのです。**

逆流防止弁が機能不全になると

①弁が壊れる

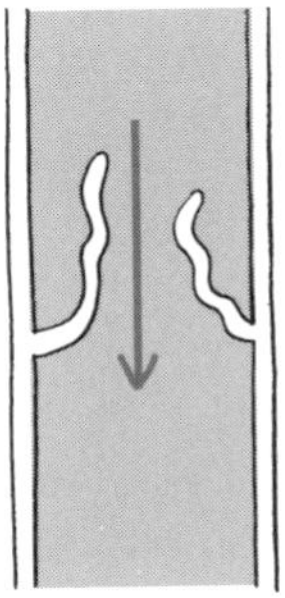
弁が壊れて血
液が逆流する

②血液が下に逆流して瘤ができる

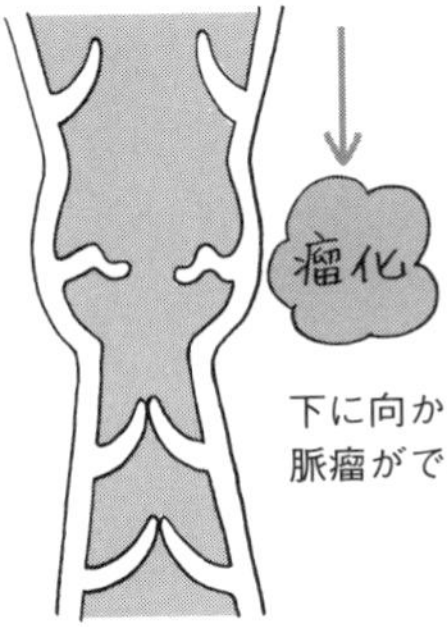
下に向かって静
脈瘤ができる

③脚の付け根の逆流防止弁が機能不全に

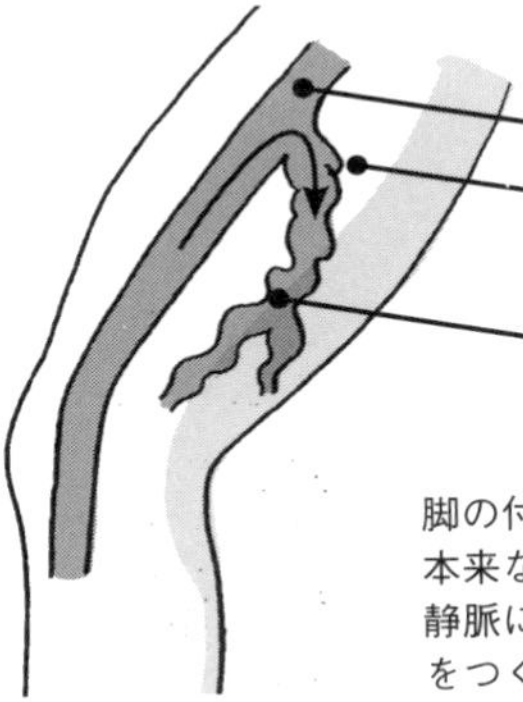
深部静脈
分岐部
大伏在静脈
脚の付け根部分にある弁が壊れて、
本来なら心臓に向かう血液が大伏在
静脈に逆流してしまい、下肢静脈瘤
をつくってしまう

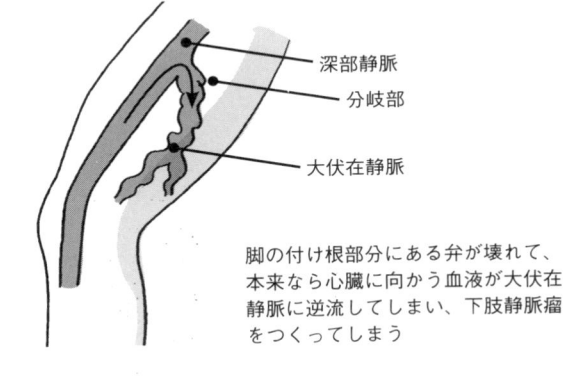

静脈内部で血液が逆流すると溜まった血液の圧力で下肢静脈瘤ができる

筋肉ポンプも逆流防止弁も、すばらしいしくみなのですが、うまく働かなくなることがあります。

まず、運動不足でふくらはぎの筋力が衰えると、このポンプが機能しなくなるのです。しかしこの場合、筋肉を鍛えればまた復活します。

問題なのは、逆流防止弁が機能不全になったときです。

何らかの原因でこの弁が閉じなくなってしまうと、筋肉ポンプがしっかり動いていたとしても、心臓へ向かうはずの血液が逆流してしまうのです。

行き場を失った血液は静脈内にどんどん溜まり、その状態が続けば、静脈の内壁に圧力がかかり、膨張し、瘤になってしまいます。

ちなみに、最初に機能しなくなる逆流防止弁は、大伏在静脈が深部静脈と合流する部分にあります。この弁が壊れることで、心臓に向かうはずの血液が大伏在静脈に流れ込み、太ももの内側などに瘤をつくるのです。

これが、血液の逆流が原因で起こる下肢静脈瘤です。

ところが、これでは説明がつかない事例や、血管についての新たな発見があったため、私は違う説を唱えています。詳しい解説は2章で行いますので、この章ではまず、下肢静脈瘤の症状について見ていきましょう。

症状は脚の表面に現れる瘤だけではない

「下肢静脈瘤」と聞いてみなさんが思い浮かべるのは、脚の表面に現れる瘤でし

下肢静脈瘤の見た目でわかる主な症状

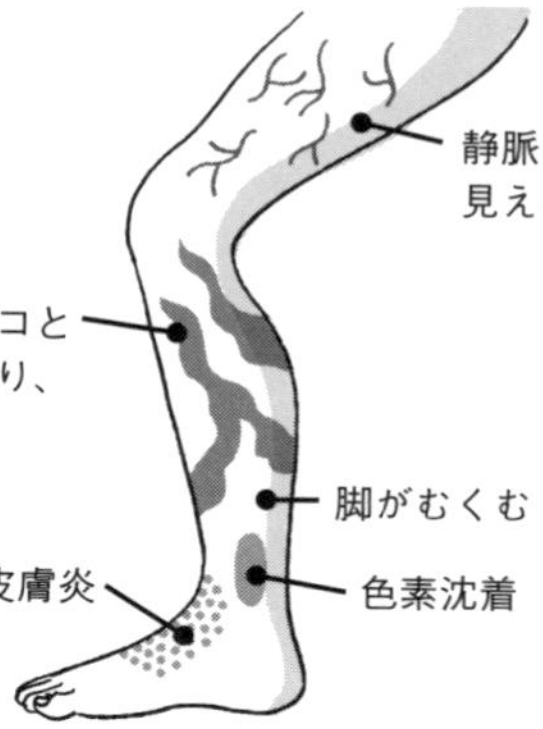

ょう。しかし、下肢静脈瘤の症状はこれだけではなく、人によって現れる症状はさまざまです。瘤も含め、主なものをご紹介します。

●皮膚に現れる瘤

脚の表面近くを走っている静脈が皮膚に浮き出て、瘤がボコボコと現れます。瘤の形によっていくつかのタイプがあり、**クモの巣状**、**網目《あみめ》状**、**分枝《ぶんし》型**、**伏在《ふくざい》型**などの名前がついています。

ただし、このように表面に現れる

むくみのチェック方法

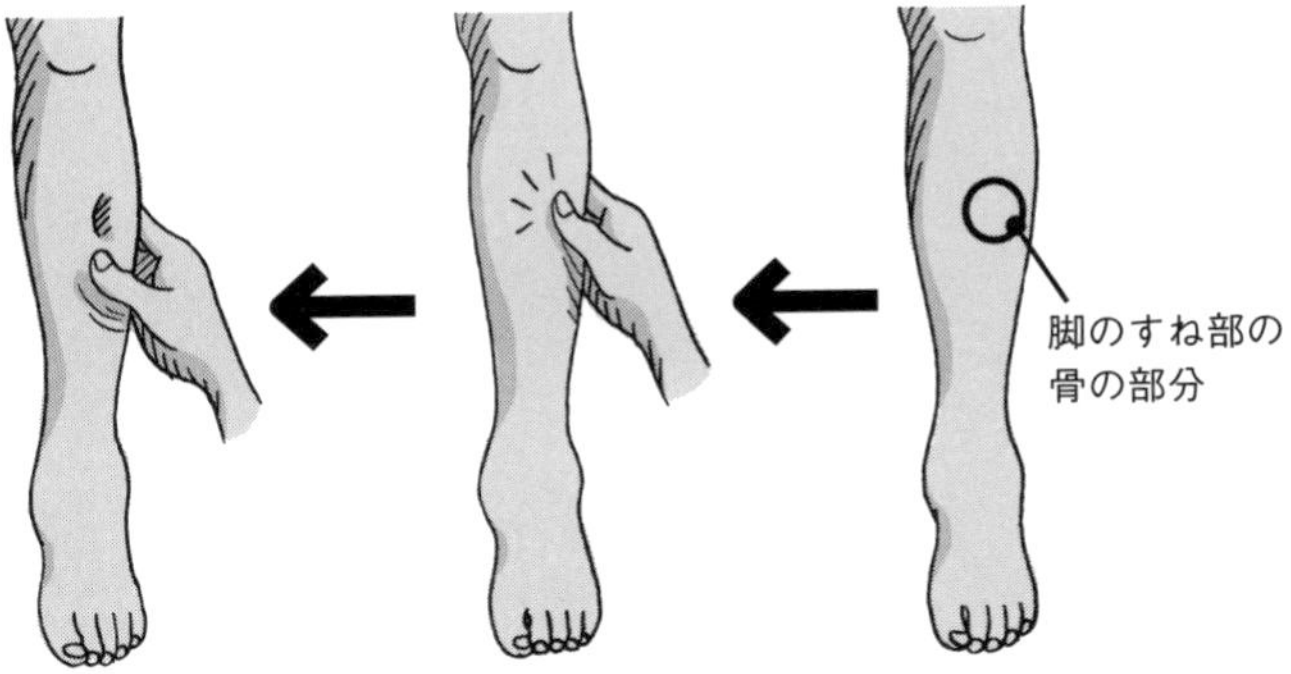

むくみは主に午後から夜にかけて起こる

脚のすねの骨の上を親指で強く押してみる

指を離してもへこんだままで戻らないなら、むくんでいる

だけではなく、皮膚に浮き出ないまま内部で瘤になっていることがあるので、注意が必要です。

●脚のむくみとだるさ

脚のむくみとだるさは、下肢静脈瘤の典型的な症状です。また、初期症状として現れることも多いので、続くようであれば、早めにケアをしましょう。

●こむら返り

運動中にふくらはぎがつってしま

う「こむら返り」を経験された方は多いことでしょう。しかし、寝ているあいだにこむら返りがよく起こるのであれば、下肢静脈瘤のせいかもしれません。

●湿疹《しっしん》・かゆみ・色素沈着

下肢静脈瘤が重症化してくると湿疹が出やすくなり、また表皮の新陳代謝が悪くなるために、皮膚がかゆくなることがあります。それを掻いてしまうことで、皮膚が黒ずんで、色素沈着を起こすことがあります。

●皮膚の硬化と潰瘍《かいよう》

下肢静脈瘤がさらに悪化すると、皮膚の表面が固くなる「硬化」という症状が起きます。場合によっては潰瘍ができて、穴があいてしまうことも。

下肢静脈瘤が原因で脚が壊死することはめったにありませんが、その可能性も皆無ではないのです。

●足の痛みや変形

足先が冷えたりしびれたりして、神経痛や坐骨《ざこつ》神経痛を併発することがあります。腰のヘルニアなどの疾患が直接的な原因になっている場合と、何らかの理由で痛みに敏感になった末梢《まつしょう》神経が刺激されて起こる場合があります。下肢静脈瘤由来の神経痛は、後者です。

また、なかには、足首の関節が変形したり、足の裏が扁平足になったりする人もいます。

2期　萎縮、ひょう疽《そ》

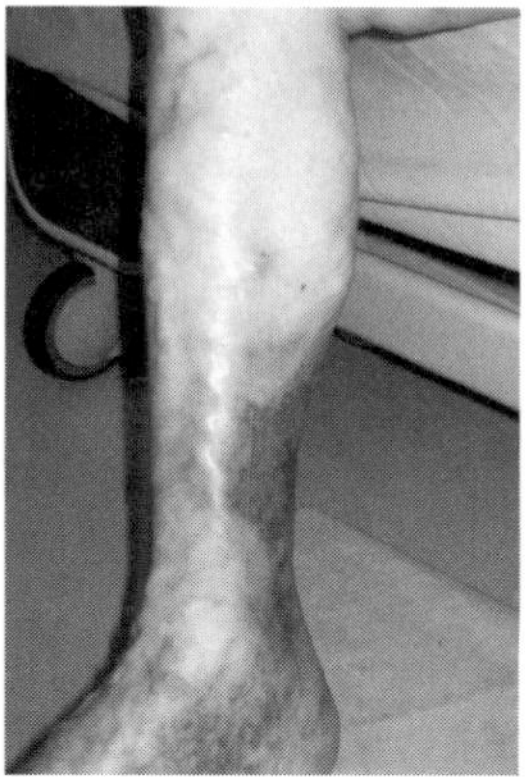

血液のうっ滞やむくみを放置すると、酸素や栄養が隅々まで届かず組織が萎縮してしまいます。一見、むくみが治ったように見えますが、症状は進行しています。ツメの周辺が化膿するひょう疽になることもあります。

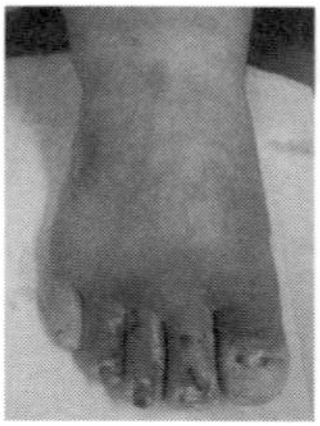

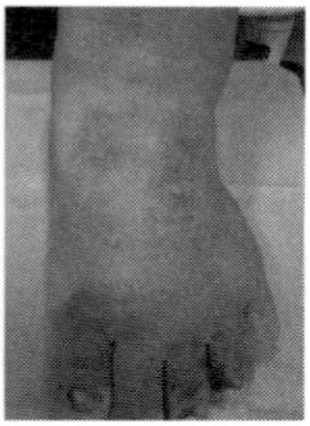

3期　皮膚潰瘍《かいよう》

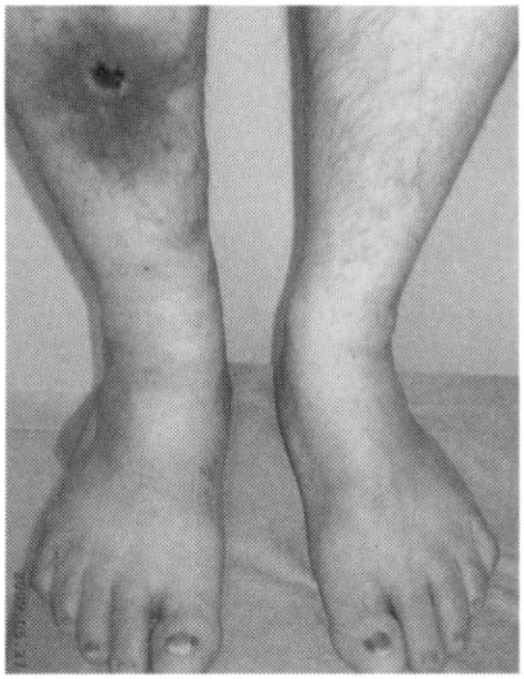

脚の組織の低酸素・低栄養状態が続くと、皮膚が硬化したり、穴（潰瘍）ができたりします。末梢神経が冒されているので、穴があいても痛みを感じません。

皮膚の重度な下肢静脈瘤の症状

脚に血管が浮き出たり、脚のむくみやだるさ、かゆみなどの症状を自覚したりしていても、「それほど深刻な病気ではないはず」と決めつけて、放置していませんか？

これらの症状が出ていれば下肢静脈瘤の可能性が高く、病気が進むと、皮膚の色が変わったり、足が変形したり、皮膚に穴があいたり、といった怖い症状に進んでしまいます。

ここでは、皮膚症状の進行を３期に分けて紹介します。重度の場合は、早めに病院を受診してください。

１期　むくみ、かゆみ、色素沈着

脚のむくみを放置すると、血管の周囲に溜まるリンパ液の量が増えていき、むくみがさらにひどくなります。また、リンパ液がアレルギーを起こし皮膚にかゆみや色素沈着などが起こります。

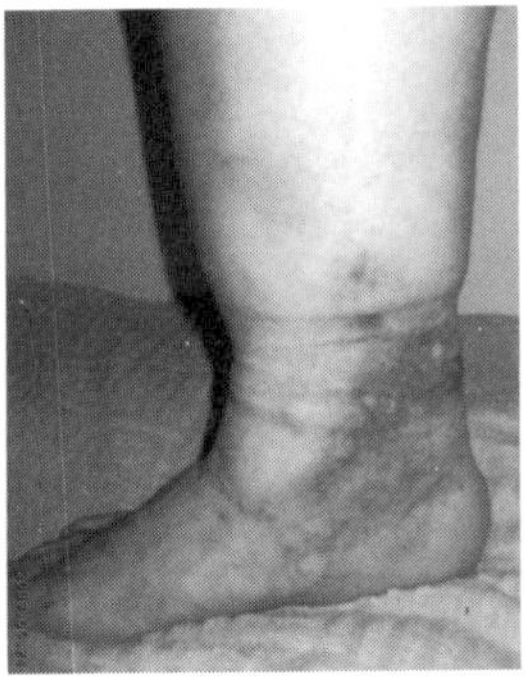

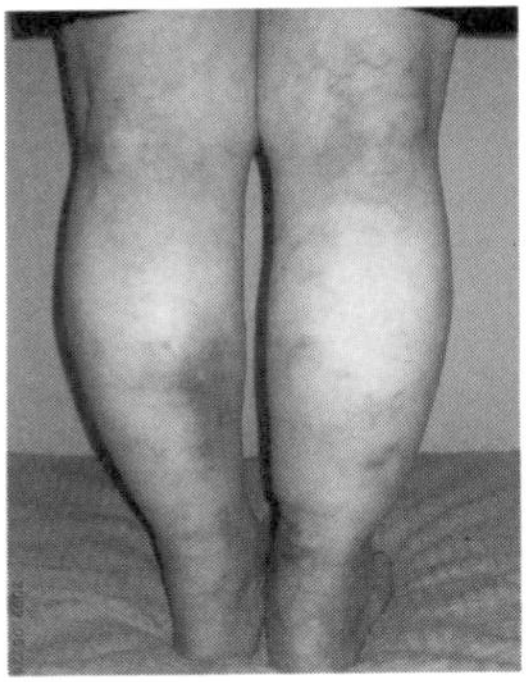

むくみが起こる原因は静脈から染み出したリンパ液

下肢静脈瘤の症状のひとつに、「むくみ」があると述べました。

では、なぜ、下肢静脈瘤になると脚がむくむのでしょうか？　「行き場をなくした『きたない血液』が、静脈内に溜まり、膨らんで瘤ができる」と説明しましたが、これだけでは脚がむくむこととの因果関係がわかりにくいことでしょう。

結論からいうと、むくみの原因はリンパ（液）と水分なのです。

人間の血管には動脈と静脈がありますが、血液が毛細血管を通るたびに、小さな穴から染み出てしまいます。染み出るのは、血液の中の「血漿《けっしょう》」と呼ばれる液体成分で、これが**血管外に出たときに「リンパ液」と名前を変える**のです。

むくみの仕組み

●むくみのない状態

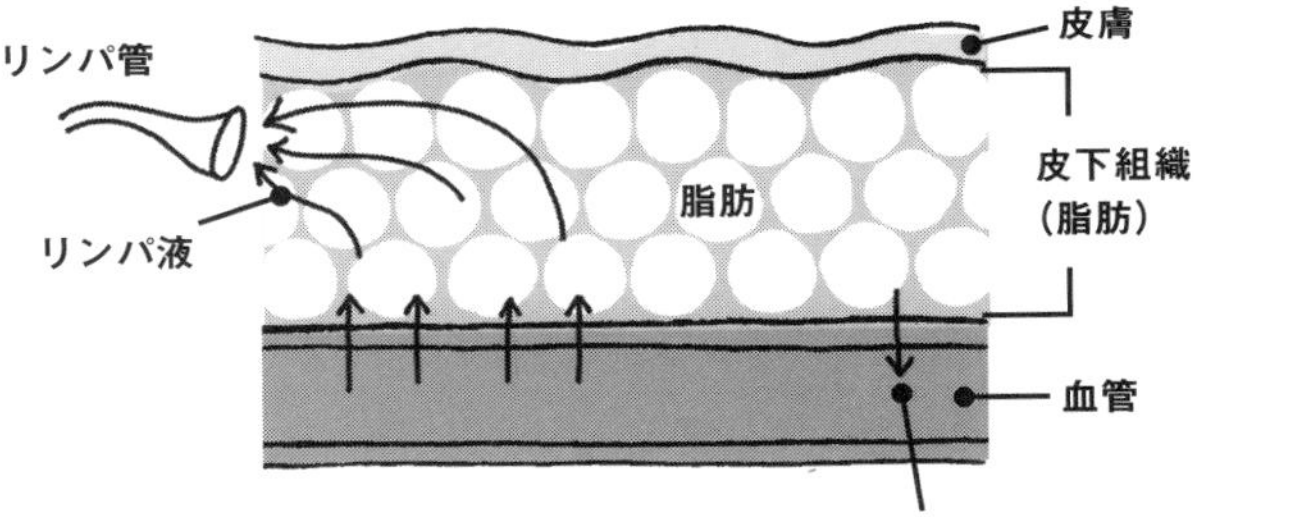
水分のみ再吸収される
リンパ液はリンパ管に吸収され、
水分は血液に再吸収される

●むくんだ状態

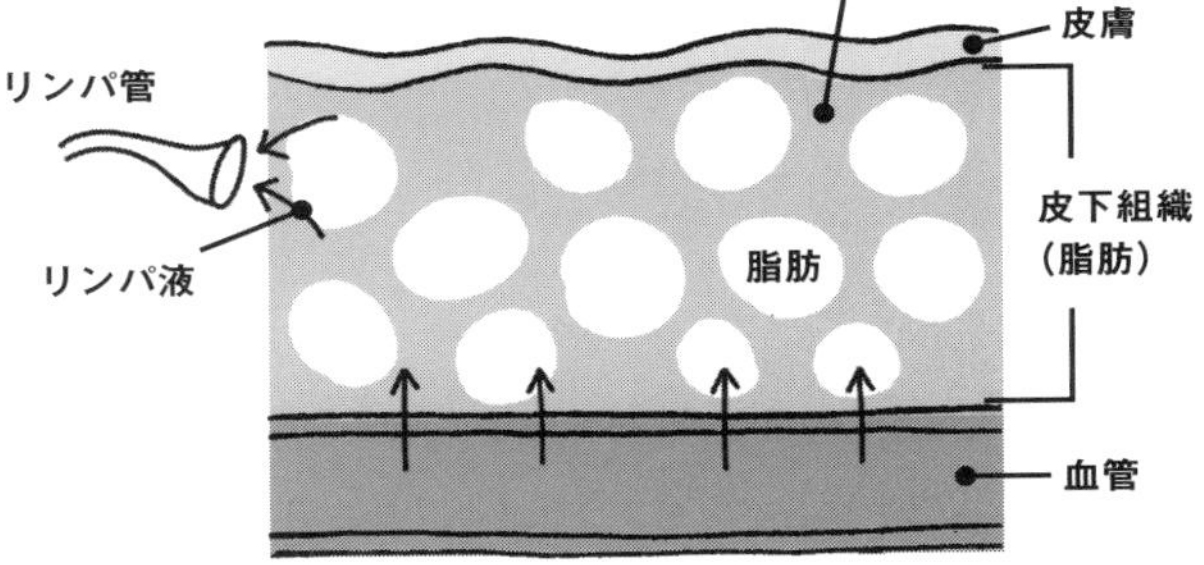
リンパ液と水分が溜まる
血液から染み出すリンパ液と水分が
過多になり、脂肪組織に溜まってしまう

このリンパ液と水分を回収して運ぶのがリンパ管という管で、静脈と似たような働きをしています。健康な状態であれば、静脈から染み出すリンパ液と水分のうち、水分の一部は血管に吸収されますが、残りはすべてリンパ管に流れ込み、運ばれます。しかし、静脈から染み出すリンパ液と水分が過多になると、血管のまわりにある脂肪組織に溜まってしまいます。

リンパ液が溜まると脚がむくんだ状態になり、だるさも感じるようになります。これがむくみなのです。

血管の周辺に溜まったリンパ液は、リンパ管に吸収され、リンパ節を介して管は徐々に太くなり、胸では胸管《きょうかん》という管になります。そして左肩で静脈に戻りますが、静脈内の圧力が依然高ければ、むくみは続くことになります。

下肢静脈瘤は、静脈に「きたない血液」が大量に滞る病気なので、リンパ液が大量に血管の外に染み出しやすく、そのため、むくみやすいのです。

リンパ液は、体内に侵入したウイルスや細菌を退治する機能をもっていますが、このように悪さをすることもあります。

下肢静脈瘤になりやすい人の傾向

下肢静脈瘤になりやすい人には特徴があります。ここで、職業や生活スタイル、体質などでどのような傾向の人がなりやすいのか、見ていきましょう。

●職業

販売業、飲食業など、立っている時間が長い人が発症しやすい傾向にあります。脚の筋肉を使わないため、静脈内の血液の動きが悪くなり、下肢静脈瘤の原因になるのです。座りっぱなしが多い職業も同様です。

●運動

同じ理由で、運動嫌いな人、体を動かす習慣がない人も当てはまります。短い距離でもクルマで移動しているような人は危ないといえます。

●生活スタイル

家で、イスの生活をしている人もなりやすいといえます。

実は、**正座**が、下肢静脈瘤の予防に効果的だったのです。

というのも、正座をすればふくらはぎに体重がかかり、脚の静脈に溜まった「きたない血液」が押し流されていくのです。同時に、血管のまわりの組織も押しつぶされて、むくみの原因となるリンパ液が溜まることもありません。

●飲み物や嗜好品

水分をあまり摂らない人は、下肢静脈瘤になる危険性が高まります。**水分摂取**

イスの生活はリスクがアップする

●正座は下肢静脈瘤予防になる

●イスに座る姿勢は、脚に血液が溜まる

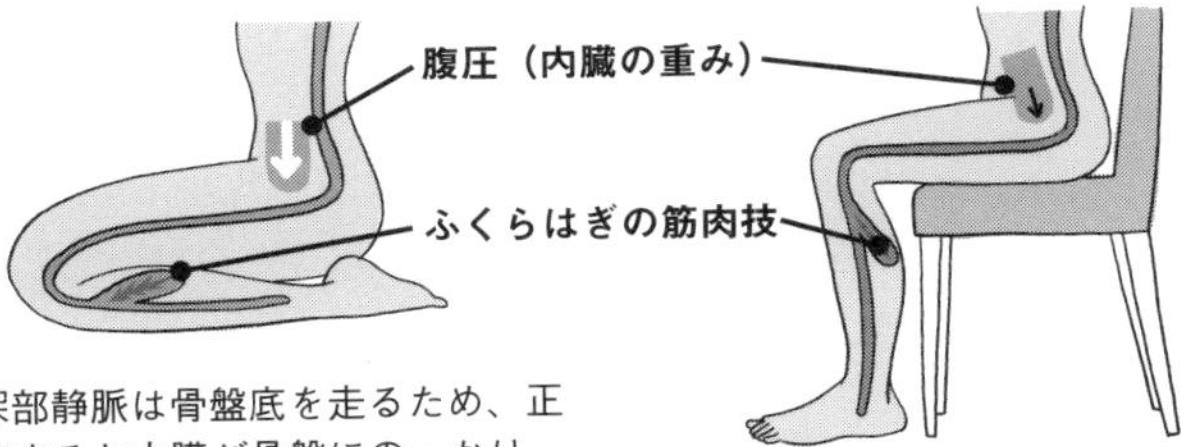

深部静脈は骨盤底を走るため、正座すると内臓が骨盤にのっかり、深部静脈がより強く圧迫される。大腿〜下肢のすべての深部静脈・筋肉枝もぺちゃんこになるために静脈うっ血は起こらない

内臓が太ももの静脈を圧迫するだけなので、脚の静脈に血液が溜まりやすくなり、むくみや静脈瘤になりやすい

は、血液をサラサラと循環させるために必要で、不足すると、血液の流れが悪くなり、リンパ液が血管の周囲に溜まったままになり、むくんだ状態が続いてしまいます。

しかし、お茶やコーヒーについては、逆に、たくさん飲む人のほうが危険です。**カフェインには利尿作用があるため、一見、脚のむくみに効果がありそうですが、血管内部が脱水状態になってむくみやすくなってしまいます。**ビールなどの**アルコールにも利尿作用があり、**やはりむくみを引き起こします。

タバコは、静脈瘤の直接原因ではありませんが、血管を収縮させ、血圧の上昇や動脈硬化を促進するなど、血管に悪い影響しか与えません。

●体型や体質

下肢静脈瘤のリスクを高める要素のひとつに、肥満があります。体重増加が静脈瘤を引き起こすというわけではなくて、多くの肥満体型の人が有する特徴が、静脈瘤を誘発する要因になるのです。

肥満の人は、たとえば、コレステロール値や中性脂肪値が高いことが多く、それは血行障害を引き起こす原因になります。また、運動をあまりしない傾向にあるため、脚の筋力が弱く、静脈瘤になりやすいといえます。

科学的にはっきりとは解明されていませんが、両親ともに下肢静脈瘤だった場合、その子どもが下肢静脈瘤を発症する可能性は高いといわれています。

女性の発症が多いのはホルモンバランスの影響も

下肢静脈瘤は女性に多い疾患だといわれています。実際、私のクリニックに来院される患者さんの属性を分析すると、女性は男性の2倍を占めています。

では、なぜ女性のほうが下肢静脈瘤を発症しやすいのでしょうか。

まず、妊娠という要素。

妊娠中に増加する女性ホルモン（プロゲステロン）は、血管を拡張させ、もともと薄い静脈壁がさらにやわらかくなり、静脈が膨らみます。また胎児の成長に伴って子宮が大きくなり、骨盤内の静脈が圧迫されるため、血流が悪くなります。これらが原因で、静脈瘤になりやすい体になっているのです。

実際に妊娠中に下肢静脈瘤を発症してしまう人は多いのですが、妊娠が原因の静脈瘤は、出産時期が過ぎるとほとんどが消失します。

女性の場合、生理不順もホルモンバランスを崩しやすいので、下肢静脈瘤の危険性が高まります。このほかにも、更年期の問題もあります。更年期には女性ホルモンの分泌が減少し、脳の下垂体からの過剰なホルモン刺激作用により、肝臓から**血管促進因子という静脈瘤の原因となる物質が出ます。**また、**加齢により脚の筋力が低下することもあり、静脈瘤ができやすくなるのです。**

このように、男性に比べて、女性のほうが発症リスクが高いのは、ホルモンの影響が大きいのです。

ただし、来院する患者さんに女性の割合が多いのは、これらのことだけが原因ではないと思います。というのも、女性の場合、男性に比べると外見に気を配る人が多く、また、スカートをはくと脚が見えてしまうので、「見た目的に気になる」ということもあるでしょう。

静脈瘤やむくみはセルライトと「冷え」を誘発する

静脈瘤やむくみが起こると、冷えやすい体になっていることがあります。

このように、むくんだ状態を放置すれば、静脈やリンパ管の流れがさらに悪くなり、血行障害や代謝障害を起こしてしまいます。「基礎代謝が悪い」といわれる状態です。

では、そもそも代謝とは何でしょうか？

私たちの体内では、常にエネルギーを放出し、貯蔵と再生がくり返されています。これが代謝です。肝臓や腎臓などの臓器、骨、皮膚、脳など、体を構成しているほぼすべてのものは、新陳代謝を行うことで古い細胞が新しい細胞に入れ替

セルライトができるしくみ

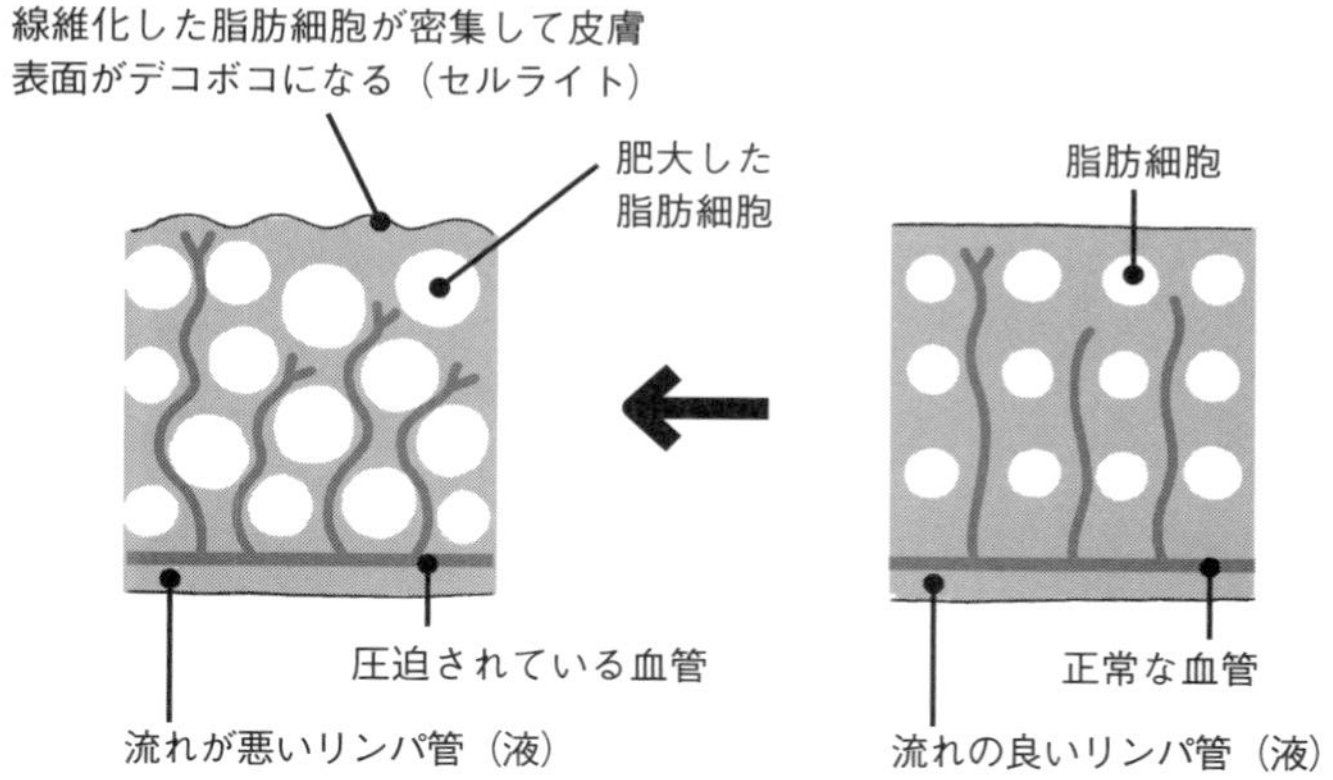

わり、再生されています。

代謝が活発な人ほど、若々しく元気でいられるのです。**代謝が悪い人は、脂肪細胞に酸素や栄養が届きにくくなり、細胞が線維化を起こして徐々にかたくなっていきます。**

かたくなった細胞の周囲には、リンパや老廃物、水分が付着してしまいますが、これがいわゆる「セルライト」です。

結合しやすいセルライトは、巨大化しやすく、分解しにくいのが特徴です。そして、この硬質化は、加齢

とともに顕著になります。さらに、このセルライトが冷えを感じさせるのです。

脂肪にはそもそもクッションの役割があるのですが、かたいセルライトにはそれがありません。ぶつけると毒素を出して、パンパンに腫《は》れてしまいます。

このように、美容面でも健康面でも避けたいセルライト。かたくなってしまう前に、むくみ対策をして、血行や代謝を改善するのが理想です。

実際に、かたくなってセルライトになってしまったら？

セルライトはそのままでは分解できません。そのときは、下肢静脈瘤の治療をきちんと行い、むくみをとれば、脂肪が本来のやわらかさを取り戻します。

〉〉低温の環境で行う「コールドトレーニング」で脂肪が分解されて、冷えにくい体になる

では、やわらかくなった脂肪を落とすには、どうすればいいのでしょうか？

その説明の前に、2種類の脂肪細胞の違いについて解説しておきましょう。脂肪には「白色《はくしょく》脂肪細胞」と「褐色《かっしょく》脂肪細胞」があるのです。

●白色脂肪細胞

白色脂肪細胞は、下腹部や太もも、二の腕などにたくさんあり、余分なエネルギーであるグルコースを細胞内に溜め込みます。

過食や運動不足、つまり消費カロリーよりも摂取カロリーが多いと、脂肪細胞は脂肪を蓄えてふくらみ、限界まで大きくなると細胞分裂をくり返し増えるのです。こうして肥満になります。

白色脂肪細胞が増えると、分泌されるインスリンが減少して、その反動で膵臓《すいぞう》からインスリンが多量に分泌されて**「高インスリン血症《けっしょう》」**になります。**高インスリン血症は糖尿病の原因でもあり、また体内にナトリウムと水分を貯蓄するので、むくみを起こします。**

	白色脂肪細胞	褐色脂肪細胞
脂肪のある場所	下腹部、太もも、二の腕など	心臓、腎臓の周囲、首の後ろなど。全身にあるが休眠中
働き	余分なエネルギーを細胞内に溜め込む	脂肪を分解してエネルギーをつくり出し、体温を上げる

さらに皮下組織に水分が溜まるので、血管を圧迫して血圧が高くなります。肥満ぎみの方が高血圧になりがちなのは、これが理由です。

●褐色脂肪細胞

褐色脂肪細胞は、**心臓や腎臓の周囲、首の後ろなどに多数あります。**「脂肪細胞」という名前ですが、**脂肪を分解してエネルギーをつくり出し、体温を上げる役割を担っています。**全身にも多くありますが、大人の場合、通常は休眠しています。

この褐色脂肪細胞をしっかりと働かせることができれば、冷えを防止することができます。

2種類の脂肪細胞の違いがわかったでしょうか？

では、効率的に脂肪を燃焼するにはどうすればいいのでしょう？

それは、**「体温が低くなる環境で運動をすること」**。**いわゆる、「コールドトレーニング」**です。

つまり、寒く感じるような場所でしっかりと運動をすれば、効率的な脂肪の燃焼ができて、健康的なダイエットができる、ということ。というのも、低温の環境下では褐色脂肪細胞が活発に働くため、代謝がよくなるからです。

冬場にしっかりと運動をしてください。冬以外の季節は、水中ウォーキングや水泳がおすすめ。残念ながら、ホットヨガは代謝を上げることによるエネルギー消費でダイエットになりますが、脂肪を落とす点ではおすすめできません。

放置すると命にかかわることも

「脚のむくみ」「下肢静脈瘤」などの症状があっても、**「不快で見た目は悪いけど、命にかかわる病気ではないから」とそのままにしている人もいるのではないでしょうか？**

しかし、放置していると、大病につながる恐れがあります。

「脚がむくむ」という症状は、34ページからの項で説明したように、血管の外側に染み出したリンパ液と水分が、周辺の組織のなかに溜まっている状態です。血管の中を循環する血液の量が減り、血圧を保つために血管が収縮してしまいます。

いわゆる「ドロドロした血」が、細い血管の中を勢いなく巡っている状態です。

むくみから起こりうる重篤な病気

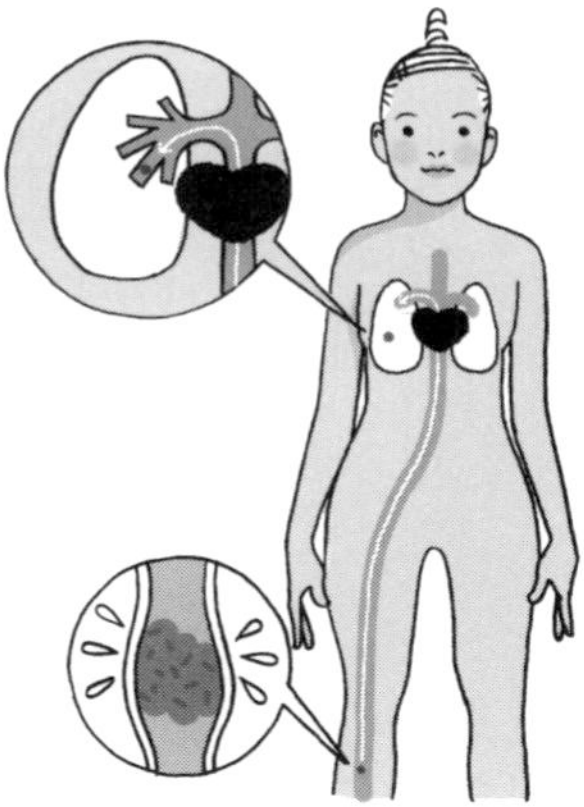

●静脈の血栓が肺に流れる肺血栓症（エコノミークラス症候群）

下肢の静脈内にできた血栓は肺に到達して、肺の動脈を詰まらせてしまう。胸の痛みや呼吸困難などの自覚症状が出て、重症の場合は突然死も

こうなってしまうと、静脈に悪い影響が出てきます。

まず**血栓《けっせん》ができやすくなります**。

血栓とは、血液のなかにできる血液の固まりのこと。「エコノミークラス症候群」という名前はよく聞くと思うのですが、正式な病名は「肺血栓症」です。

血管内にできた血栓は静脈を通って肺に到達し、肺の動脈を詰まらせて呼吸困難を引き起こし、最悪の場合は死亡してしまいます。

脚がむくむということは、静脈内

に溜まった「きたない血液」が滞留することでもあり、血栓ができやすくなっているのです。

病院へ行くかどうかの判断は「見た目」と「かゆみ」

下肢静脈瘤の症状については、27ページからの項で紹介しました。症状は人それぞれですが、脚の表面に瘤がボコボコと現れると、美容の面からも気になってくるはずです。

ひどくボコボコが現れてくるほどであれば、もちろん、病院に行ったほうがいいのですが、判断の基準はそれだけではありません。

前述したようにボコボコが現れなくても、「隠れ静脈瘤」といって、目立たないところで瘤が進行していることもあるのです。

では、そのような場合は、何で判断すればいいのでしょうか？

まず、脚がむくむ、冷える、だるい、という症状が続くようであれば、病院へ行ったほうがいいでしょう。

これらの症状は、「ひと晩寝たら治った」という程度であれば問題ないのですが、長く続くようであれば、早めの受診をおすすめします。

そして、**もっとも気をつけてほしい症状は、「脚のかゆみ」**です。

というのも、**脚がかゆくなるのは、リンパ液がアレルギーを引き起こしているから。**静脈のまわりの脂肪組織にリンパ液が溜まってむくんでいるうちは、まだいいのですが、そこから溢れ出ると、皮膚に影響を及ぼします。

かゆい皮膚を掻けば、色が変わってきて、色素沈着してしまいます。

また、この状態になると、リンパ液によって、末梢神経が冒《おか》されてしまいます。

末梢神経が冒されると、しびれを感じます。そして、冒された神経は、二度と元には戻らないのです。

肥満などを引き起こす悪習慣は下肢静脈瘤を誘発する要因

37ページでも触れましたが、下肢静脈瘤は、生活習慣病との関係が指摘されています。

というのも、主な生活習慣病は、過食、糖質や脂質の摂りすぎ、運動不足、飲酒や喫煙などによって起こるのですが、これらの習慣は、下肢静脈瘤を誘発したり、または相互作用で悪循環に陥ったりする要因になっているからです。

たとえば**肥満の方は、運動不足で筋力が弱いことが多く、ふくらはぎの筋ポンプ機能がうまく働かないため、下肢静脈瘤になりやすいという傾向があります。**

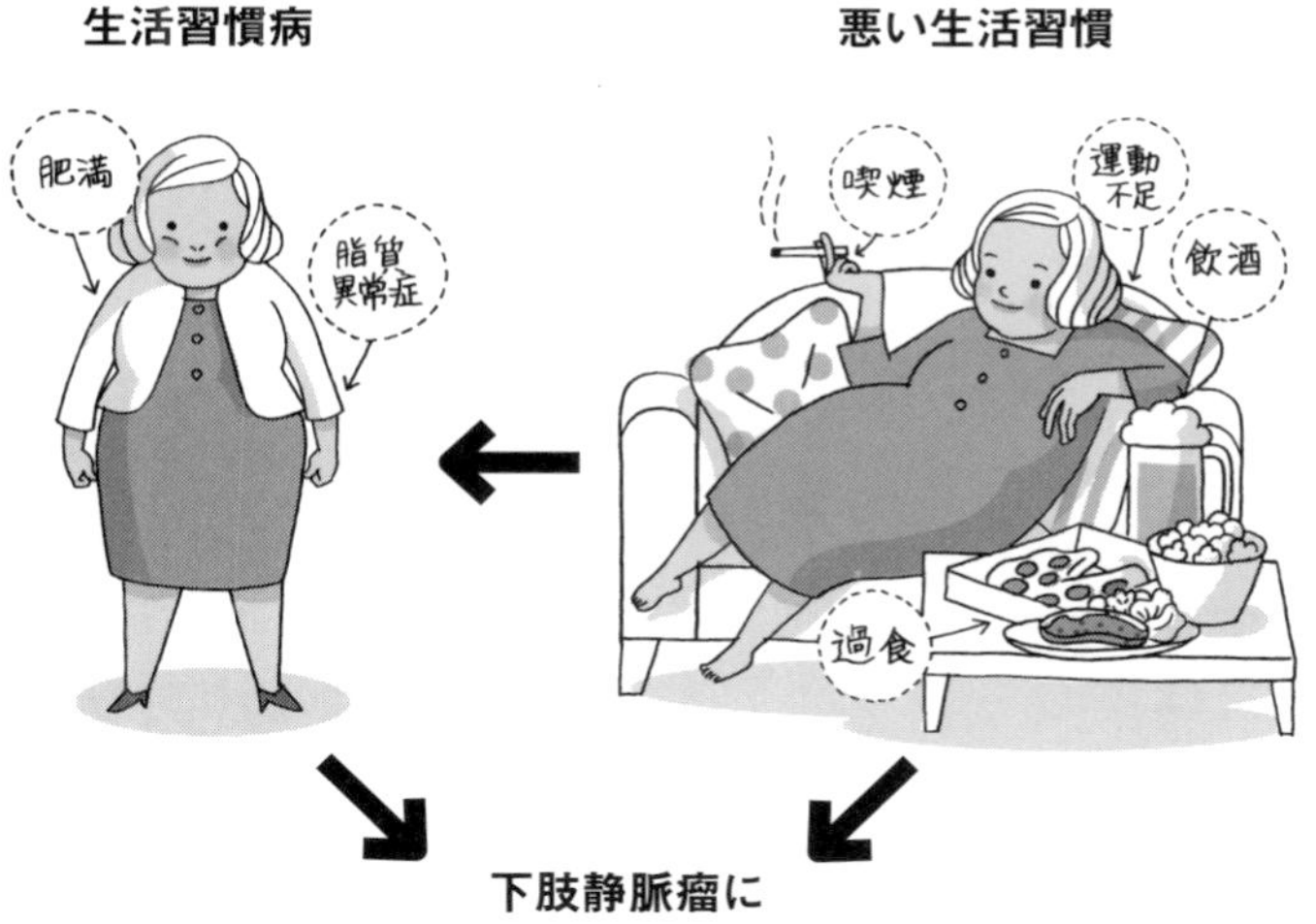

また肥満の方は糖質や脂質の多い食事をしている人が多く、それはコレステロール値や中性脂肪値を上げることになり、さらに脂質異常症（高脂血症）などの生活習慣病を招きます。

脂質異常症になると血液がドロドロになり、動脈硬化などに進行するのはもちろん、むくみや静脈瘤を悪化させる原因となります。

第2章

下肢静脈瘤の原因は「抜け道血管」にあった！

動脈から静脈につながる「抜け道血管」が下肢静脈瘤の原因だった！

下肢静脈瘤では、脚の静脈内の血液が逆流して溜まることにより、血管が太く膨らんで瘤が形成されます。

なぜ血液が逆流するかといえば、もともと地球の重力によって流れとは反対方向への力が働きやすいのに加え、静脈内の逆流防止弁が、何かの原因で機能しなくなったことが原因だと思われていました（22ページ図参照）。

ところが、この理屈に従って「弁の部分の静脈をふさいで、大伏在静脈を引き抜く」という手術を行っても、症状が改善しなかったり、むしろ、むくみがひどくなったりしたケースが散見されたのです。

そこで、多くの患者さんのデータや、最新の超音波診断装置による検査結果などを総合して、ひとつの仮説を導き出しました。**「動脈から静脈につながる抜け道的な血管があり、静脈へ直接血流が流れ込むため、血流が増加し、その圧力によって瘤が形成される」**というものです。

もう少し詳しく説明しましょう。

診察や手術を通して気づいた「アーチ状静脈」と「抜け道血管」の存在

前述しましたが、脚には大きく2種類の静脈があります。脚の中心部を通っている太い静脈を「深部静脈」といい、皮膚の表面近くを通っている静脈を「表在静脈」といいます。表在静脈は、深部静脈から枝分かれしたもので、鼠径部《そけいぶ》から分かれた「大伏在静脈」はくるぶしまで伸びており、膝の裏側で分かれた「小伏在静脈」はアキレス腱まで伸びています（16ページ図参照）。

ここまでは、どの医学書にも書かれていることです。

ここからは、私が診察を通して「発見」した、どの医学書にも書かれていないことを説明しましょう。

●アーチ状静脈

はじめに気づいたのは、**「本来はつながっていないはずの大伏在静脈と小伏在静脈が、足の甲の部分でアーチ状に結合している患者さんがいる」**ということです。

このことは、下肢静脈瘤の手術を行っていたときに気づきました。鼠径部から大伏在静脈にカテーテルを入れたところ、足首で止まるはずのカテーテルが、小伏在静脈に入って、ひざの裏まで行き着いてしまったのです。それまでの常識では考えられないことでした。

その後、来院する患者さんを確認したところ、なんと**95パーセントの患者さん**

アーチ状静脈とは

●アーチ状静脈の発見

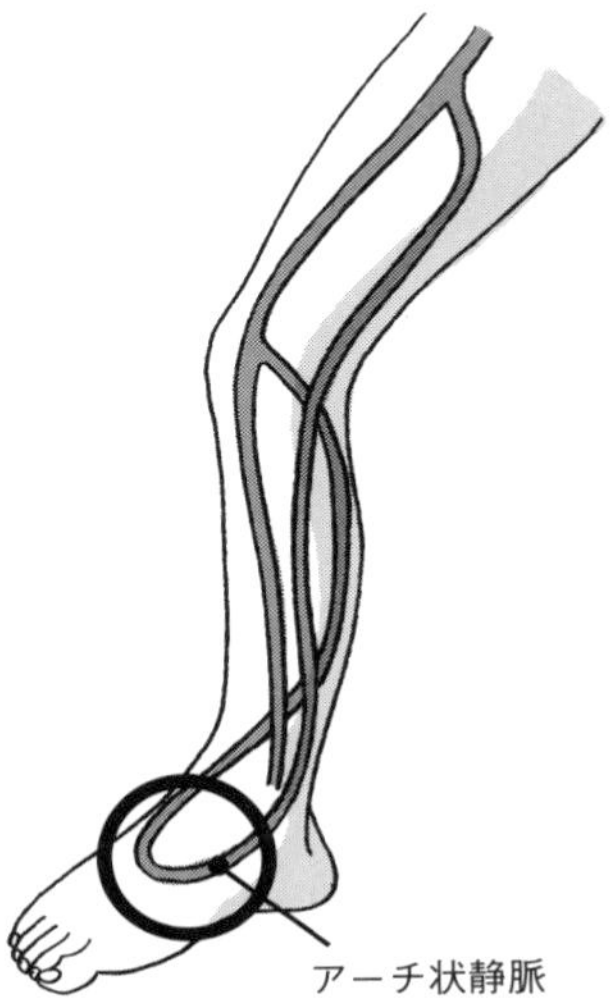

つながっていないと思われていた大伏在静脈と小伏在静脈が、足の甲の部分でアーチ状につながっている人がいることがわかった

●今までの常識

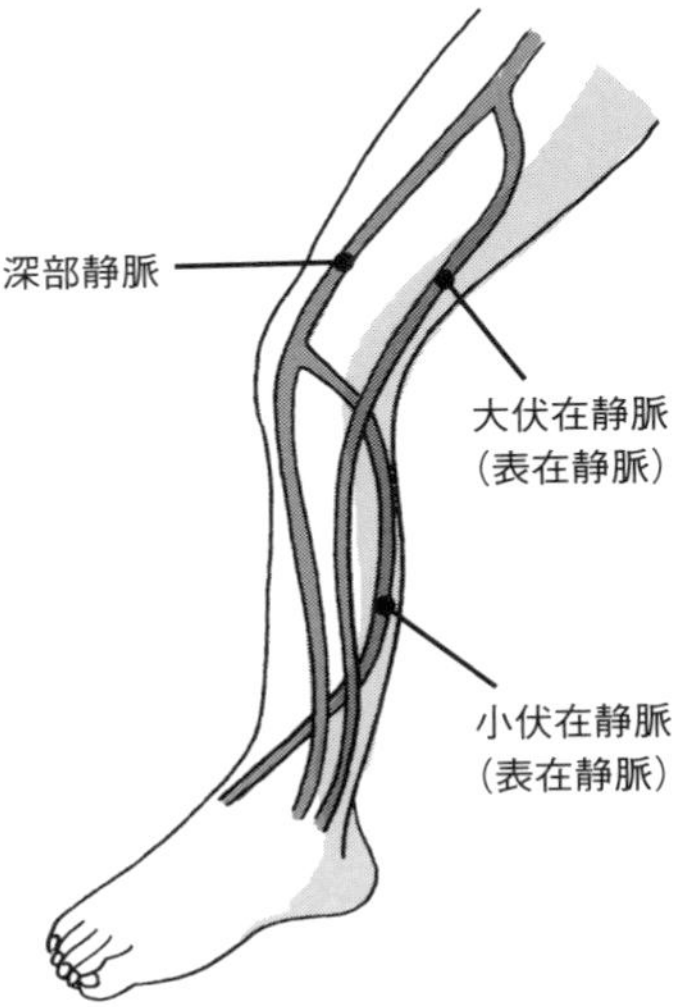

大伏在静脈と小伏在静脈は直接つながっていない、というのが今までの常識だった

にアーチ状静脈があることがわかりました。

●抜け道血管

アーチ状静脈にエコーをあてて観察していると、普通の静脈では見られない波形が現れました。脈を打つ動脈のような波形です。

このことから、**「足先の動脈と、足の甲にあるアーチ状静脈はつながっている」**という仮説が導き出されました。

医学の常識では、動脈を流れる「きれいな血液」が、直接静脈に流れ込むということは、一部の例外を除いてありえません。しかし、足の甲のエコーを見ると、そう考えないと辻褄《つじつま》が合わないのです。**動脈と静脈を抜け道のようにつなぐこの血管を、「抜け道血管」と名づけました。**

「抜け道血管がある」と考えると、「下肢静脈瘤が起こる理由」「冷えやむくみが起こるわけ」「なぜ今までの手術では治らなかったのか」などに合点がいきます。

「抜け道血管」とは？

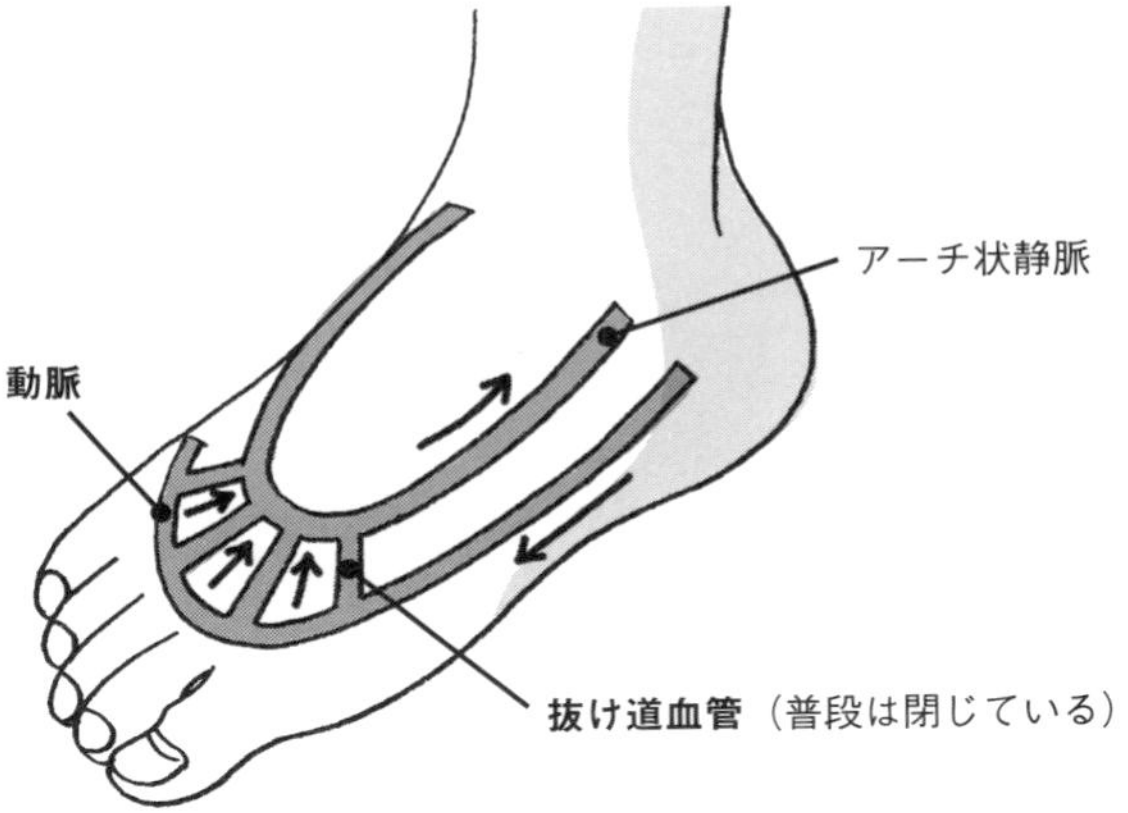

動脈とアーチ状静脈がつながる抜け道血管が足の甲の指の間にある。抜け道血管は普段は閉じているが、環境や体の変化が起きるとそれに反応して開く。これがむくみや冷えの原因となる

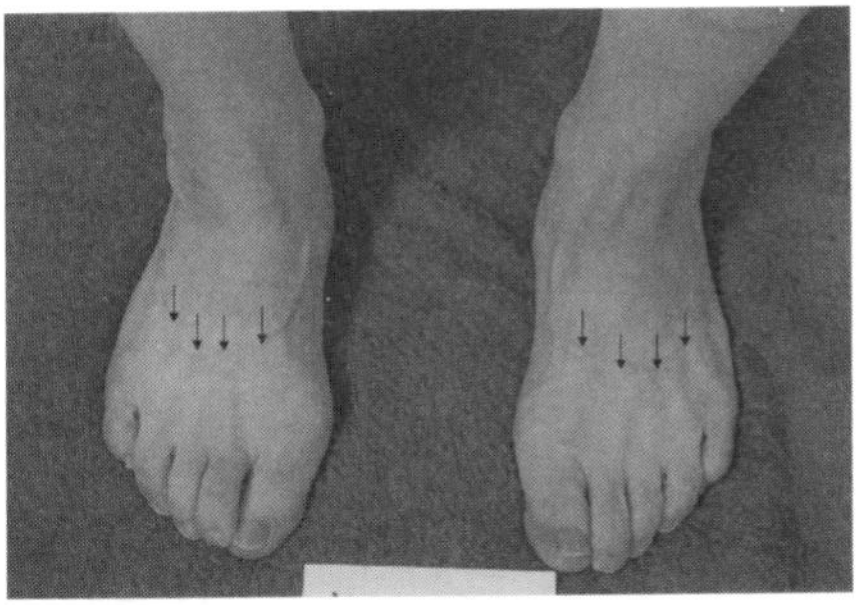

↓の部分がアーチ状静脈

●アーチ状静脈の「抜け道血管」が開くことが原因

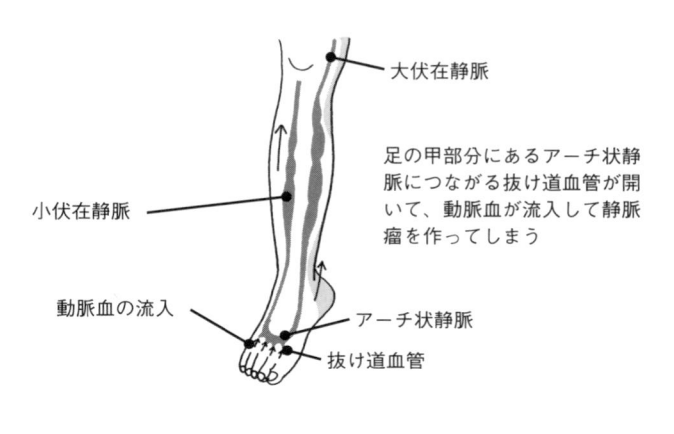

まず、**動脈から静脈に大量の血液が流れ込むため、その圧力が血管壁にかかり、瘤が形成されます。血流の増加により、血漿と水分が血管の外に染み出して、むくみが起こります。また、動脈から足先へ流れるはずの血液が静脈に抜けてしまうので、足先が冷えるのです。**

そのため、「静脈の逆流防止弁が機能しなくなり、血液が逆流している」という前提で行う手術では、症状が改善しなかったのです。

下肢静脈瘤の2つの原因、上行型と下行型を知っておこう

下肢静脈瘤ができる原因については、1章で説明した**「静脈が逆流するタイプ」と、前項で説明した「抜け道血管が開くタイプ」の2つのタイプがあります。**

①**静脈が逆流するタイプ**　大伏在静脈の付け根の弁が機能しなくなり、血液が大伏在静脈を逆流してしまう。

②**抜け道血管が開くタイプ**　アーチ状静脈に動脈血が流れ込んでしまう抜け道血管が開く。

①は血液が下方向へ向かうので「下行型《かこう》」、②は血液が上へ向かうので「上行型《じょうこう》」と私は呼んでいます。

下行型が原因の場合、下向きに力が加わるので、弁より低い位置に、下向きの瘤が形成されます。反対に上行型が原因の瘤は、上向きの瘤が形成されるのです。

来院する患者さんを見てみると、①と②の混合型が6割強を占めます。

①のみが原因の方は約1割で、②のみは約3割。

つまり**9割以上の患者さんが②のタイプで、抜け道血管が開いているのです。**

①と②では病気の原因が異なるので治療方法も異なります。たとえば75ページから紹介する「足の甲テーピング」は抜け道血管ができている人には効果的ですが、逆流防止弁が機能不全になった人が行っても、症状は改善されません。

原因と治療法の関係は、あとで詳しく説明します。

「抜け道血管」は体に異変が起きたときに開く

動脈と静脈が直接つながってしまう、足の甲の「抜け道血管」。では、どうしてこのようなことが起こるのでしょうか？

私はわかりやすく抜け道血管と呼んでいますが、正式名称は「動静脈瘻《どうじょうみゃくろう》」といいます。

今までの医学の常識では、「動静脈瘻」は、「先天性のまれな病気」か「並行する動脈と静脈が損傷を受けることで発生する後天的なもの」という捉え方をされていました。

後者について、もう少し詳しく説明しましょう。

指を切断したような場合、動脈から大量の出血が起こります。このままでは出血多量で死んでしまうので、「出血を抑えるために手の甲の動脈が静脈につながり、指先に流れてしまう血液を静脈に逃がし、出血を防ぐ」という体のしくみがあるのです。

つまり**「抜け道血管」は、足の甲以外にも体のいろいろなところにあり、普段は閉じているけれど、体に特別な異変が起きたときにこの血管を開いて、体の危機を回避する、という役割を担っている**と思われます。

抜け道血管が開いてしまう原因には温度や気圧など一定のパターンがあった

前項でも説明しましたが、下肢静脈瘤のなかには、「足の甲にあるアーチ状静脈の抜け道血管が開くこと」が原因で起こるものがあります。アーチ状静脈と動脈が直接繋がってしまうことで、静脈に大量の血液が流れ込み、その圧力が血管

「抜け道血管」が開きやすい、外的な要因

●低気圧

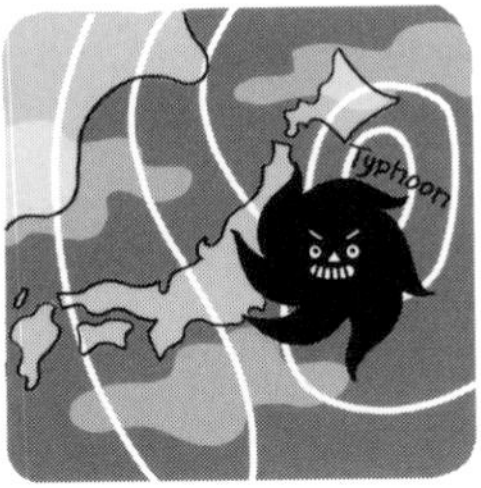

天気が悪いときなど、低気圧が近づくと、抜け道血管は開きやすくなり、むくみを起こし、悪化させる

●高温

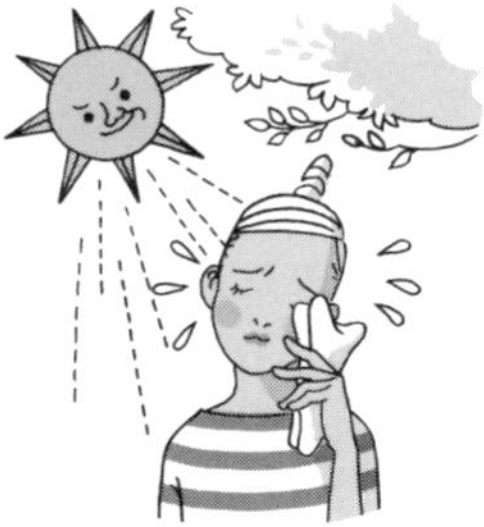

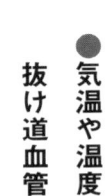

夏場など気温が高い時期には、抜け道血管が開く傾向にあり、むくみやすくなる

壁にかかって瘤ができるのです。

では、どういう条件のときに、この抜け道血管が開いてしまうのでしょうか？

来院する患者さんのデータを分析した結果、一定のパターンが見つかりました。

●気温や温度

抜け道血管は、気温が高いと開く傾向があります。そのため、冬よりも夏のほうが患者数が増えます。

さらに、**足を温めると開きやすく**

なります。足先が冷えるからという理由で、足湯をしたり、あんかや電気毛布を使ったりする人がいますが、このことによって抜け道血管が開いてしまうと、逆に冷えが加速してしまうのです。

●気圧や圧力

気圧とは、地球の重力によって大気が地表を押す力のことです。雨の日や台風が近づいたときは低気圧になりますが、それは、大気が地表を押さえる力が弱くなるということ。

また、上空に行くほど気圧は低くなるので、飛行機内も低気圧です。

気圧が低くなると抜け道血管は開きやすくなるので、天気が悪いときや、航空機内では注意が必要です。

さらに、脚にかかる重力も関係します。むくんだときに横になって脚を上げると静脈にかかる圧力が下がり、静脈やリンパの流れがよくなり、一時的に楽になります。ただし、同時に抜け道血管の圧力も下がってしまうので、血管が開きやすくなります。

●持病や服用薬など

女性ホルモンも関係しているようです。**生理不順の方、ピルなどのホルモン剤を常用している方、更年期の方などが開きやすい傾向にあります。**

高血圧の方で、**「カルシウム拮抗剤《きっこうざい》」などの血圧を下げる薬を飲んでいる人も**同様です。

●大ケガや大病の直後

大ケガや大病の直後にも、抜け道血管は開きやすくなります。

というのも、大ケガや大病をすると肝臓から修復ホルモンが分泌されるのですが、このとき同時に、新たな血管をつくるための血管新生促進因子も分泌されます。それが抜け道血管の血流を強くしていると推論できるのです。

このほかに、年齢や体調、喫煙習慣、生活環境や生活習慣なども関係しますが、概して、「血流が悪くなることや脚がむくむようなことをすれば、開きやすくなる」といえるでしょう。

では、これらのパターンでなぜ抜け道血管が開くのか？

残念ながら、「指を切断した場合」などのような明確な因果関係はわかっていません。

ただ、**いずれの場合も、「動脈の血流量を調整するためにこのようなしくみになっているのではないか」という仮説は立てられるでしょう。**

「温め続けない」「脚を上げて寝ない」

抜け道血管が開いてしまうタイプの下肢静脈瘤の場合は、抜け道血管が開かないようにすることが大事です。

抜け道血管がどのようなときに開いてしまうのか、67ページでも説明しました。

また、開かないようにするには何に気をつければいいのでしょうか。

基本的には「開きやすい条件とは逆のことをする」といいのですが、簡単にはできないことや、避けられないこともあるでしょう。

ここでは、自分の努力でわりと簡単にできることを挙げておきましょう。

●温め続けない

高温になると開きやすいので、こたつ、電気毛布、電気カーペット、湯たんぽ・あんかなどの足先を温めるものを長時間使い続けることは避けましょう。冷え症の方に人気の足湯も、マイナスの作用になります。

●脚を上げて寝ない

脚がむくんだときは、枕やクッションなどを置いて脚を上げて寝ることが推奨されていますが、それでは脚にかかる圧が下がって抜け道血管が開きやすくなります。

●適度な運動

立ち仕事でもデスクワークでも、動かずにじっとしていることがむくみにつながり、抜け道血管も開きやすくなります。仕事や家事の合間に、脚を動かしたりするといいでしょう。詳しくは、１４８ページからの項で紹介しています。

●飲み物に気をつけて脱水を起こさない

利尿作用のあるお茶、コーヒー、アルコールを大量摂取すると、脱水症状になります。脱水はむくみを増幅させ、結果的に抜け道血管を開きやすい状態にしてしまいます。

これらの飲み物は控え目にして、水をたくさん飲むといいでしょう。

●禁煙

タバコを吸えば抜け道血管はかえって開きます。循環器系の疾患がある人はやめたほうがいいでしょう。ぜひ、この機会に禁煙してください。

●服用薬

先に挙げた高血圧の方が降圧剤として服用している「カルシウム拮抗剤」は、よく効くので、広く処方されています。しかし、「血管を広げる」という作用が強いために、抜け道血管が開きやすくなります。

カルシウム拮抗剤を飲んでいて脚のむくみがひどい場合は主治医の先生に相談して、血管拡張効果の小さい、「アンジオテンシン受容体拮抗薬（ＡＲＢ）」や「アンジオテンシン変換酵素阻害薬（ＡＣＥＩ）」などに変えてもらうといいでしょう。

「抜け道血管」をふさぐには足の甲にテーピングを巻くだけ

予防はしていても、足の甲の抜け道血管が開いてしまうと、動脈の血液が直接静脈に流れ込んでしまいます。その結果として、

①　足先に血液が届かず、冷える。

②　脚の静脈に大量の血液が流れ込むので、その圧力で静脈が拡張して下肢静脈瘤ができる。

③　静脈の血流が増加して、血漿と水分が血管外に染み出して、脚がむくむ。

といった症状が出てしまいます。このような状態になったら、どうすればいいのでしょうか？　手術が必要なのでしょうか？

「足の甲テーピング」の例

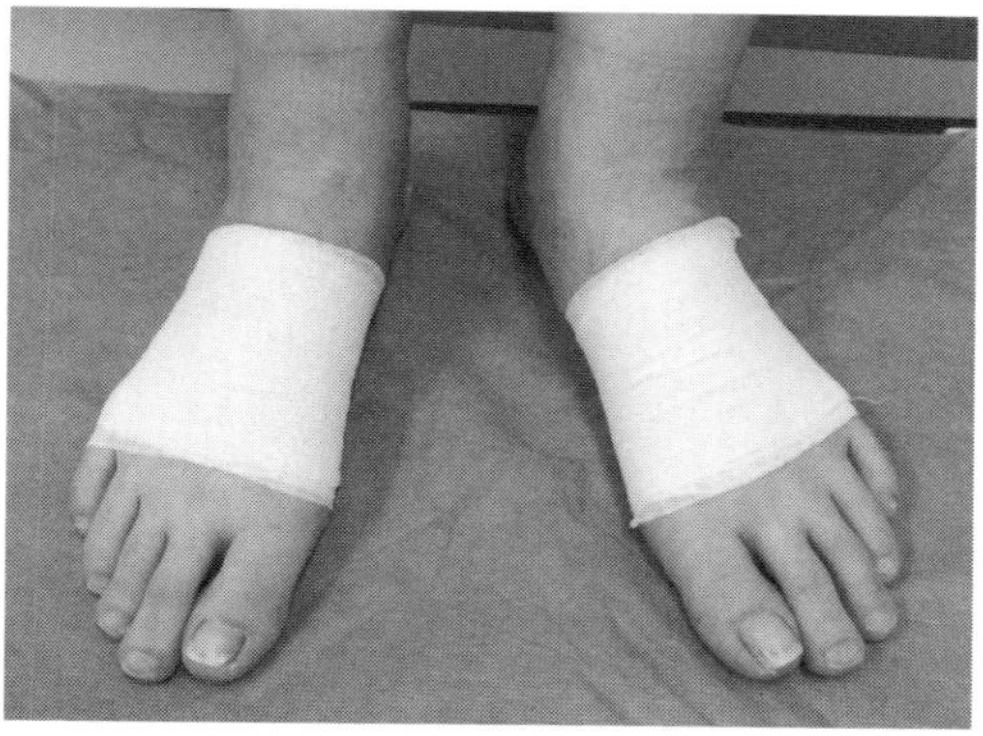

足の甲にある抜け道血管をテーピングでふさいでいる

実は、非常に簡単な方法で、解決することができるのです。

「抜け道血管が開いたこと」が、これらの原因なので、閉じてしまえばいいのです。それは手術などではなく、テーピングでできます。

テーピングとは、スポーツ選手が関節や靭帯《じんたい》筋肉などを、粘着性の布テープで固定して、ケガを防いだり、負傷した部位を補強したりすることです。スポーツ選手以外でも、医療用に用いられることがあります。

足の甲にテーピングをすれば、テ

ープの圧迫により、抜け道血管の血流量が減り、動脈から静脈へ直接流れてしまう血液の量を抑えることができます。

血の巡りが悪くなりそうですが、動脈の血液は、抜け道血管に流れることなく正しく足先まで送られるので、足先の血行もよくなります。

実際に、来院する患者さんにテーピングをしてもらったところ、「むくみが解消された」「足先の冷えが軽減された」「だるさが取れた」といった声があがっています。

血流がよくなっていることは、患者さんの実感だけでなく、科学的にも証明されています。

体の温度を測るサーモグラフィで足先を見てみると、テーピング無しの場合と、テーピングをした場合で、はっきりと違いが見られます。

モノクロ写真なので、ややわかりいくいかもしれませんが、テーピング無しのときは、足先が濃いグレー（カラーだと青色）に写っており、これは温度が低い

「足の甲テーピング」による血流の変化

テーピング前

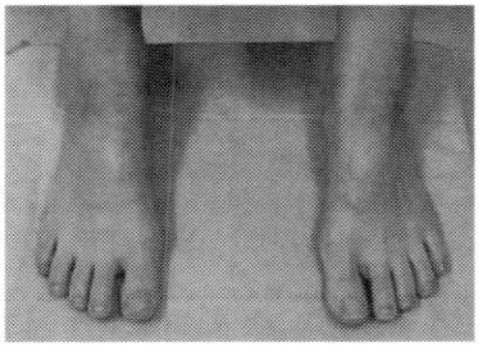

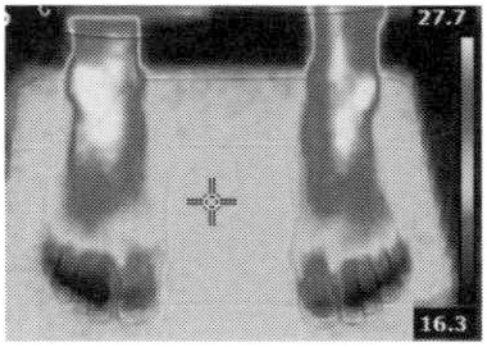

左足のみテーピング

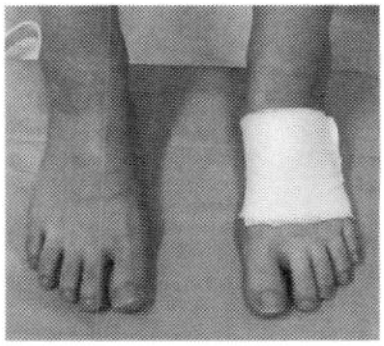

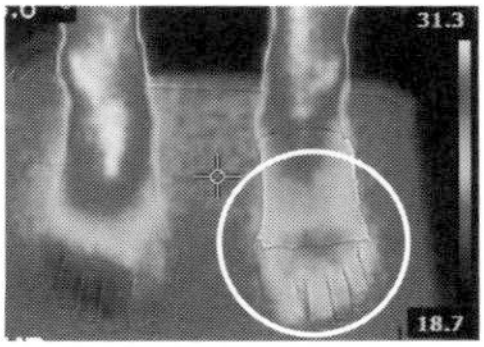

（48才、女性）

状態です。いっぽう、テーピングをしたほうは薄いグレー（カラーだと黄色）に写っており、足先まで血流が届いて温度が上がっていることがわかります（上図参照）。

これは、開いていた抜け道血管が足の甲テーピングでふさがったことにより、血液がアーチ状静脈に流れ込む代わりに、足先まで届いたことで冷えが改善したと考えることができます。

「足の甲テーピング」は、「抜け道血管」が開きやすいときに巻く

足の甲テーピングは、どのようなときにすればいいのでしょうか？

足がむくんだり冷えたりしているときはもちろん、できれば入浴時以外は一日中巻いておくのが理想です。

それが難しいのであれば、就寝中だけも大丈夫です。なお、眠っているときは足を大きく動かさないので、少しゆるめに巻いてください。

脚がよくむくむ人や、足先が冷える人は、それらが起こる前に、予防の意味で巻いておくのもいいでしょう。**「抜け道血管が開きそうなときに巻く」というのも目安のひとつになる**ので、93ページの表も参考にしてください。

ちなみに、「抜け道血管が開いたけれど、完全には開いていない」という状態の人もいます。その場合、**「開いたり閉じたり」というのを繰り返しており、開くと急に血圧が下がることにより、立ちくらみが起こりやすいのが特徴です。**この時は特にテーピングが効果的で、テーピングをしなくてもいい状態まで回復する人も多いのです。

テーピングは危ないものではありません。

下肢静脈瘤でない人や下行型の下肢静脈瘤の人が行っても、悪影響はないので、試してみるといいでしょう。

ただし、いくつか注意点があります。

まず**外反母趾《がいはんぼし》の人**。圧迫した部分に痛みが出る可能性があるので、その場合はすぐにテーピングをゆるめてください。

また足の軟骨などに痛みが出る場合は、やめておいたほうがいいでしょう。

さらに、肌が弱い人は、テープを巻いたところがかぶれることがあります。このような場合、テープの下に綿の布を巻くなど、直接肌に当たる面を工夫してください。

すべての人に共通するのですが、テーピングをしていると脚の皮膚が荒れることがあります。というのも、テーピングでむくみが取れて脚が細くなると、余分な皮膚がはがれ落ちてきます。その結果、皮膚が乾燥しやすくなるのですが、放置しているとかゆみが出ることがあります。これはアレルギー症状です。このような状態になるのを予防するため、**皮膚が乾燥していると感じたら、すぐに保湿剤を塗ってください。**

このような場合も、テーピングを中止する必要はありません。むくみがとれてテーピングの効果が出ているということなので、肌のケアを行いながら続けましょう。

テーピングを2週間行ってもむくみが改善しない場合は、別の原因の静脈瘤であるか、あるいは、腎臓病や心不全などの別の病気の可能性があります。早めに

病院を受診してください。

テーピングをいつまで続けるべきなのか、気になることと思います。

まずは、効果が感じられるまでやってみましょう。テーピングの効果が感じられても、運動によって脚の筋肉のポンプ力が回復したり、生活改善によって体が大きく変化したりするまでは少し時間がかかります。

むくみ、冷え、こむら返りなどが起こらなくなったり、瘤が目立たなくなったりしたときは、自分で体調の変化をはっきり感じることができるはずです。

そうなったら、まずはテーピングをする時間を徐々に減らしてみましょう。それで悪くならないようなら、もう大丈夫です。

なお、各症状別に、「テーピングの効果はどのくらいで現れるのか」「効果が現れない場合、どのくらい続けたほうがいいのか」といったことについて、次項で詳しく説明しています。

テーピングの効果が期待できるのは、初期の症状

下肢静脈瘤の症状のうち、足の甲テーピングによって改善が期待できる症状にはどのようなものがあるのでしょうか。

それをわかりやすく説明するために、下肢静脈瘤の症状の進行について確認しておきましょう。

ただし、症状には個人差があり、すべての人がこの順番どおりに進むともかぎりませんし、すべての症状が出るわけでもありません。ひとつの目安として見てください。

①　脚のむくみ、だるさ、冷え、こむら返りなど
②　脚の表面から細い血管が透けて見える
③　ボコボコした血管の瘤が皮膚から浮き出る
④　脚のかゆみ
⑤　脚に湿疹や色素沈着、白色化がある
⑥　脚の痛みや変形
⑦　脚の皮膚の硬化や潰瘍

まず、**足の甲テーピングによって治る可能性のあるのは、①〜③です。**
④まで進行していると自分で直すのは難しいので、**④以降の症状がある場合、早めに病院に行くことをおすすめします。**
では、①〜③の各症状について、足の甲テーピングで期待できる効果などを解

説していきましょう。

●脚のむくみやだるさ

足の甲テーピングをすると、早い人は2〜3日で効果が実感できるはずです。慢性のむくみがある人は、ひと晩寝ても、朝起きたときに脚が重くてだるい感じがあるはずです。テーピングが効いた人は、朝、脚が楽になっているのでわかるはず。また、靴がゆるくなっていて気づく人もいるでしょう。

ちなみに、脂肪がセルライト化している人の場合、むくみがとれることで、かたい脂肪がやわらかくなり、一時的に脚が太くなることがあります。そのため、テーピングの前後で脚の周囲を測って比べてみても、むくみがとれたかどうかの目安にはならないでしょう。一時的に太くなっても、やわらかくなった脂肪は運動で落とすことができるので心配は無用です。

効果がなかなか感じられなくても、女性は生理周期があるので、２週間以上は続けて巻いてみてください。

●足先の冷え

足先の冷える人には、２種類のタイプがあります。

まず、足先への動脈がもともと太かったのに、抜け道血管が開いたことによって、動脈が細くなっている人。この場合、テーピングをして2〜3日で効果が現れるはずです。

もうひとつの原因としてあるのが、生まれつき発達が悪く、抜け道血管が開く前から動脈が細かった人です。こういう人は、テーピングをはじめてから効果が出始めるまで半年から1年くらいはかかりますが、抜け道血管由来であればきちんと治ります。

あきらめずに続けてみてください。

●こむら返り

こむら返りが起こる原因やメカニズムについては、まだはっきりとは解明されていませんが、いくつか説があります（128ページからの項参照）。

私は自分の治療の経験から、原因を**「静脈瘤」「電解質異常」「脳」**の3種類に分類しています。私の病院を訪れる患者さんの割合でいうと、**静脈瘤が5割、電解質異常が3割、脳が2割です。**

静脈瘤由来のこむら返りは、足の甲テーピングをすれば、早い人なら2～3日で効果が出ます。この場合も、遅い人は2週間くらいかかるので、じっくりと取り組んでください。

電解質異常の場合もテーピングは有効ですが、食生活の改善とセットで行わなければならないため、2～3週間は続けてみるといいでしょう。

脳が原因の場合は、残念ながらテーピングでは治りません（130ページ参照）。

●透けて見える細い静脈

脚の表面から透けて見える細かい静脈は、３か月から半年くらいテーピングを続けていれば、目立たなくなります。ただし、消えることはないので、どうしても消したいときは手術が必要です。

●ボコボコした瘤

ボコボコと目立つ瘤は、かなり静脈瘤が進行している状態です。それでも、テーピングで治る人もいます。

血管は、内膜、中膜、外膜の３層構造になっているのですが、この３層が崩れることなく保持されていて、単に血管が太くなっているだけであれば、元に戻ります。

逆にいえば、血管壁が厚くなったり薄くなったりして壊れている人はテーピングでは戻らないのです。

血管に戻る力があるかどうかは、テーピングをしてみないとわかりませんが、だいたい3か月から半年で効果が現れます。

気をつけてほしいのは、治りかけのときはむくみが先にとれるため、逆に、瘤が目立ってしまいます。しかし、悪化しているわけではないので、むくみなどほかの症状が軽減しているどうかを観察しながら続けてみてください。

注意していただきたいのですが、**足の甲テーピングの効果が期待できるのは、上行型か混合型の下肢静脈瘤に限られます**（63ページの項参照）。下行型単独の場合は、改善は期待できません。

とはいえ、自分がどのタイプかは、今はわからないと思います。

残念ながら、患者さん自身が症状から見分けることはできず、**「足の甲テーピングをしてみて、効果があれば上行型か混合型」**という判断しかできません。

ただ、下行型単独の患者さんが足の甲テーピングをしても悪影響は出ないので、まずは試してみるのがいいでしょう。

もうひとつ注意点があります。

テーピングと同時に、運動をしっかりしてふくらはぎなどの筋肉を鍛え、食生活をはじめとする生活習慣全般を見直す必要があります。喫煙などの静脈瘤を引き起こす原因を止めなければ、テーピングの効果は現れません。

「足の甲テーピング」のやり方

テーピングは難しいものではありません。

来院する患者さんの様子を見ながら、「自分で自宅で手軽にできる」ということを条件にして、試行錯誤の末に考案したものだからです。

「足の甲テーピング」の方法

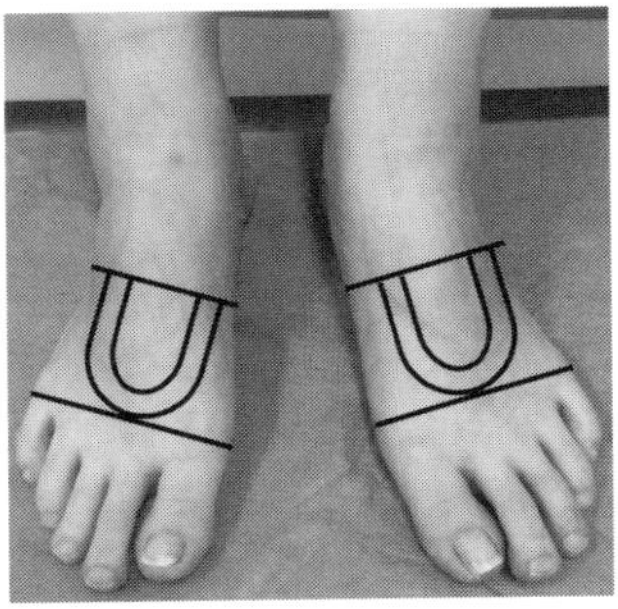

①包帯を巻くのは、アーチ状静脈の上の部分。小指の付け根から5〜7センチほどの幅まで

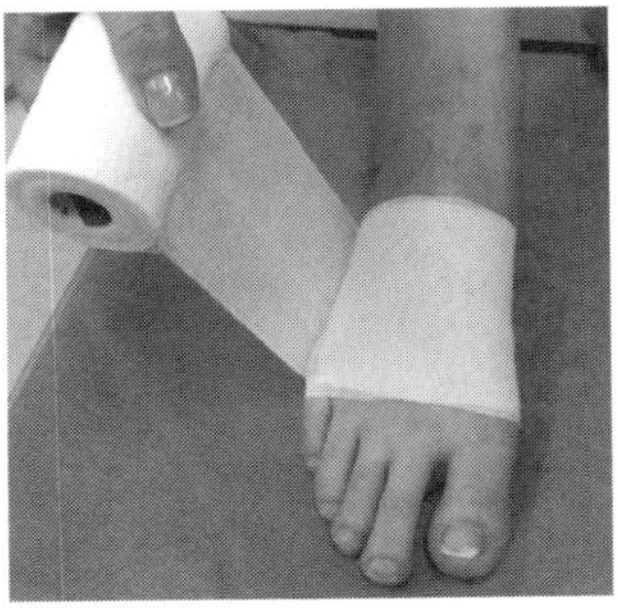

②5〜7センチ幅の薄い弾性包帯の端を、小指の付け根を始点にそのまま真横に引っ張りながら巻く

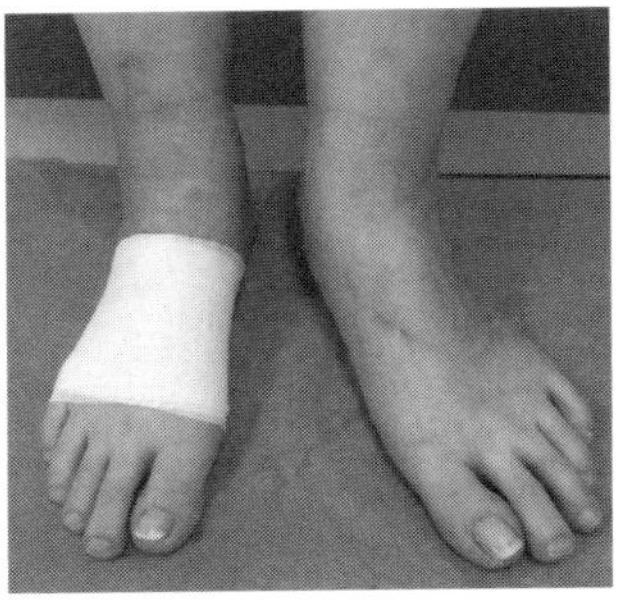

③包帯を3〜5周ほどきつめに巻いたら包帯を切り、押さえるようにして留める

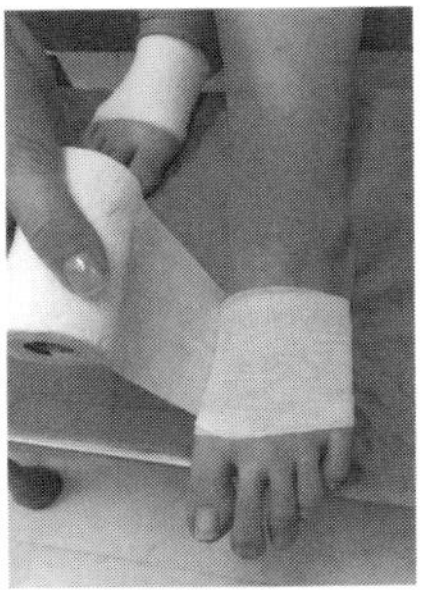

④片方の足に巻いたら、もう一方も同様に巻く（歩いてみて痛い場合は少しゆるくする）

●テープの種類

もっとも使いやすいのは、ドラッグストアなどでも販売されている「弾性包帯」です。「自着性」「自己粘着性」などとうたわれている、テープ同士がくっつくタイプであれば、結んだり、金具などで留めたりする必要はありません。

5〜7センチ幅の薄いものがいいでしょう。商品によって価格は異なりますが、1本あたり数百円くらいから販売されています。

包帯が手元にない場合は、タオルやサポーター、さらし、キネシオテープ（伸縮性のあるテープ）などを利用しても大丈夫です。

●テーピングの位置

足の甲のアーチ状静脈がある部分にテープを巻きます。外からは見えませんが、小指の付け根のあたりから足首側へ向けて、5〜7センチくらいの幅を覆うくらいの位置に巻きます。

「抜け道血管」が開きやすいときはテーピングを

就寝中

体を横たえると、脚にかかる重力が減り、抜け道血管が開きやすくなります。就寝中にゆるめにテーピングしておくといいでしょう。

夏場

気温が上昇すると、抜け道血管が開きやすくなります。春から夏は、脚がむくんでいなくても、テーピングをしておくといいでしょう。

長旅のとき

飛行機は気圧の低い上空を飛ぶので、抜け道血管が開きやすくなります。また、飛行機にかぎらず、乗り物で長距離移動をする際は、運動不足で脚の血流が滞りがちです。移動の前にテーピングをしましょう。

寒冷地

極端に体が冷えると、凍傷などの体の危機を回避するために、抜け道血管が開きやすくなります。スキー場などの寒冷地で長時間過ごす場合は、テーピングをしておくといいでしょう。

生理中

女性は生理中に、ホルモンバランスが崩れやすく、抜け道血管が開きやすい状態になります。生理中や閉経期にも、テーピングはおすすめです。

立ち仕事や座ったままの姿勢が続くとき

仕事柄、立ち仕事が多い人や、デスクワークが続く人は、脚に血液が溜まりやすくなります。仕事の前にテーピングをしておくといいでしょう。

「足の甲テーピング」でむくみが解消

下肢静脈瘤の患者さんで、足にできた甲のアーチ状静脈の抜け道血管が開いたことが原因であれば、足の甲テーピングで症状が緩和されます。

むくみ解消については実測値でその効果が現れています。

●足の甲テーピングをした後

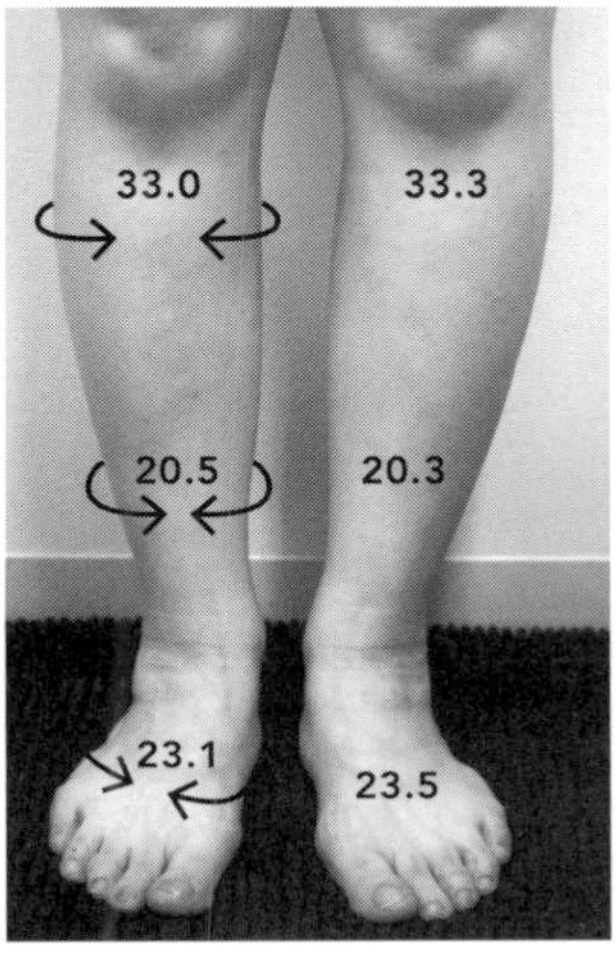

●足の甲テーピングをする前

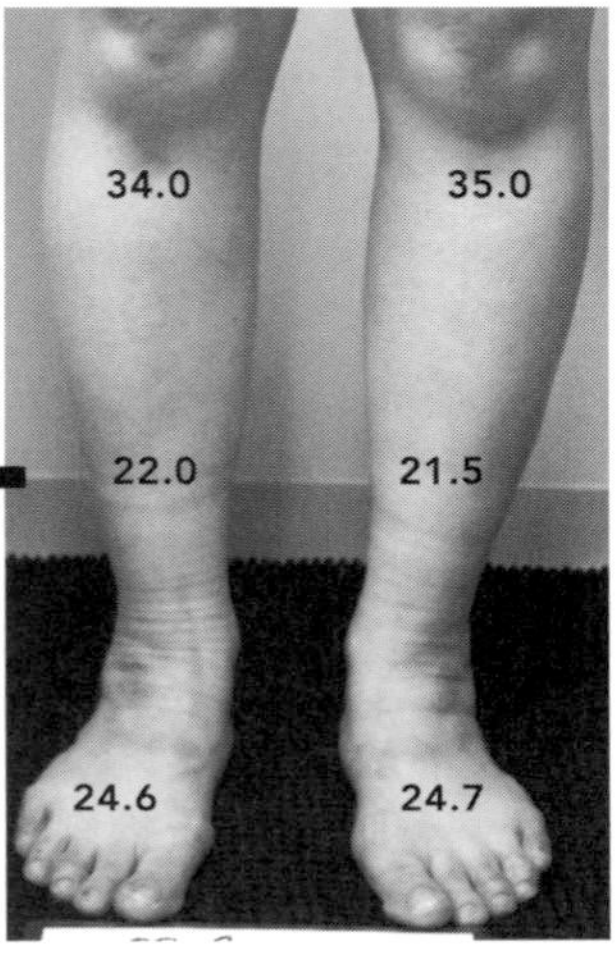

病院に来た患者さんに、足の甲テーピングを実践してもらいました。脚のむくみがとれて、ふくらはぎ、足首、足の甲が、それぞれ1〜2センチ程度細くなっています。

●巻き方

具体的な巻き方については、91ページを見てください。アーチ状静脈を圧迫して抜け道血管を塞ぐのが目的なので、ややきつめに巻くといいでしょう。

足先に血液が流れなくなるのを心配する人がいますが、動脈は静脈に比べて壁が厚くて弾力性があるので、少し歩いてみて、痛みやしびれを感じなければ大丈夫です。

症状が改善したと思っても、進行していることがある

ここまで、テーピングによる治療法を紹介しましたが、通院せずに自分で治療を行う際に、注意してほしいことがあります。これは、通院していても同様に気

をつけてほしいことです。

というのも、病気が進行しているにもかかわらず、「冷えがなくなった」「むくみがなくなった」など、症状が改善しているように感じるケースがあるのです。

●冷えがなくなった

「いつも冷たかった足先が熱く感じるようになり、寝ているあいだに布団から出してしまう。冷えが治ったようだ」といわれる方がいます。

そもそも足先が冷えるのは、足の甲の抜け道血管が開いてしまい、つま先に行くはずだった動脈の血液が行き渡らなくなることが原因です。

この状態が続くと足先の血流が悪くなり、二酸化炭素や老廃物を含んだきたない血が溜ったままになり、この血が熱をもつことで熱く感じるのです。

「テーピングや生活改善をあまりしていないのに、急に冷えがなくなった」というのであれば、逆に、悪くなっている可能性があります。

また、**「寝ているあいだに足先が熱くなる」というのも、悪化の証拠**です。

●むくみがなくなった

脚がむくむというのは、皮下組織に大量の水分が溜まった状態のことです。皮膚が急に引き伸ばされるため、その不快感があります。

むくみがなくなったといわれる方のなかには、「加齢によって皮膚が伸びて薄くなっただけ」「栄養状態が悪くて脚の筋肉が萎縮しただけ」という方もいるので、注意が必要です。

運動機能が戻ったことによってむくみが解消された場合は、必ず皮膚の状態がよくなっています。脚が細くなっているように見えても、皮膚に色がついていたりかたくなったりしている場合は、悪化しているのです。

●だるさや痛みがなくなった

リンパ液で皮膚にかゆみがでてくると末梢神経が冒される、という話は、52ページからの項でしました。末梢神経が傷ついてしまうと、だるいと感じることがなくなるのです。

痛みも同様です。皮膚に穴があく潰瘍は、通常なら痛みを感じるはずですが、神経が傷ついているので、痛みを感じません。

潰瘍は見ればわかりますが、だるさや痛みがなくなると改善したと思うかもしれません。

悪化している場合は、しびれが少しずつ出ているのが特徴です。しびれの有無で、改善しているか悪化しているか判断してください。

●こむら返りがなくなった

脚に「きたない血液」が溜まった状態が長く続くと、低酸素で低栄養の状態になり、リンパ液が大量に溜まります。この状態になってしまうと、脚の筋肉そのものがやせてしまい、こむら返りが起こせない状態になってしまいます。「抜け道血管や脚の筋力不足による静脈瘤」や「電解質異常」などが原因でこむら返りが起きている場合は、何もしていないのに急に治る、ということはありえません。

こむら返りが起こらなくなった場合、「テーピングをしているか」「運動をするようになったか」「たんぱく質やミネラルをしっかり摂っているか」を考えてみてください。これらに当てはまらない場合は、悪化しているのです。

こむら返りについては、もうひとつ、判断基準があります。**筋肉に直接触れてみて、熱いかどうかを確認してみましょう。うっ血した筋肉は熱をもっているので熱く、締まっている筋肉は冷たいのです。冷たいのであれば、筋肉がついているということであり、よくなっているということです。**

病院にかかっていても、これらの症状を誤解して、治療をやめてしまう方もいます。素人判断で治ったと思わないように気をつけてください。逆に、症状は進行しているのです。

手術をすぐにすべきかどうかの判断基準は、脚に「かゆみ」があるかどうか

「手術」というだけで怖いと感じる方がいるのは当然で、できるだけ避けたいと思う方もいるでしょう。しかし、手術が必要なのに怖がって先延ばしにしていても、症状が進むだけなので、いいことはありません。

とはいえ、「本当は手術は必要ない段階なのに、医者にいわれるままに手術をしてしまう」という事態は避けたいことでしょう。

どのような症状になれば手術をするべきか、というのは、病院やお医者さんに

よって考えが異なります。病気の診断、治療方針が異なれば、それも当然でしょう。ここでは、私の判断基準を説明しておきます。

足の甲の抜け道血管が原因の下肢静脈瘤であれば、足の甲テーピングで症状は改善することがあります。そのため、むくみやだるさがあっても、足の甲にテーピングをすることで症状が収まるようであれば、少し様子を見てもよいでしょう。生活習慣の改善でむくみが解消することもあります。

しかし、**脚の皮膚にかゆみが出てきたら、すぐに手術することをおすすめします。**

というのも、前項でも説明したように、かゆみがあるというのは、リンパ液がアレルギーを起こして皮膚に影響を及ぼす、ということで、リンパ液は末梢神経を冒してしまい、いちど傷ついた神経は元に戻らないからです。

逆にいえば、かゆみがなければ、ボコボコの瘤が浮き出ていても、急いで手術をする必要はないのです。

ただし、足の甲テーピングが効かない、逆流防止弁が機能不全になっているタイプの下肢静脈瘤は、手術をするしかありません。

もうひとつ基準にしているのは、患者さんの年齢です。

成長期の患者さん、つまり、男性なら30歳くらいまで、女性なら25歳くらいまでは、私はなるべく手術をしないようにしています。というのも、大人になるまでは、自分の体の器官をできるだけ残してあげたいから。もちろん必要であれば、この年齢でも手術をします。

ところで、ある病院で「手術が必要」といわれて、セカンドオピニオンを求めて別の病院に行かれる患者さんがいます。

もちろん、セカンドオピニオンをとるのは悪いことではないのですが、たいていは、「手術したくないから」という理由のようです。どこかの病院で「手術は必要ない」といわれるとそれを信じてしまいがちですが、それが正しいともかぎりません。**自分が安心できる情報だけを信じるというのは危険です。**

「かゆみ」は症状が慢性化したというサインであり、手術を急ぐかどうかの大切な判断基準なので、覚えておいてください。

進行した下肢静脈瘤を根本的に治すには、レーザーによる手術を

抜け道血管が開いたことが原因の下肢静脈瘤は、それほど進行していなければ、足の甲テーピングで症状の改善が期待できます。

しかし、**かゆみが起こるほど進行している場合や、逆流防止弁が機能不全になっているタイプの場合は、手術をするしかありません、とお伝えしました。**

では、どのような手術があるのでしょうか？

本やネットでは、下肢静脈瘤の標準治療の手術として、ストリッピング、レー

ザー手術、硬化療法などが紹介されています。現在では、とても「標準」とはいえないものもありますが、ひとつずつ見てみましょう。

●ストリッピング（静脈抜去術）

昔から行われている手術です。逆流防止弁が壊れて逆流を起こしている場合に、その静脈を取り除くのです。ストリッパーと呼ばれるワイヤーを静脈瘤のある血管のなかに挿入し、静脈を引き抜きます。

「本来あるはずの静脈を取り去ってしまって大丈夫なのか」と心配になるかもしれませんが、**傷ついた伏在静脈を抜去しても、深部静脈が機能していれば大丈夫です。**

ただし、皮膚を何か所も切開しなければならず、長期の入院が必要で、術後の痛みもひどいという、前近代的で、とてもおすすめできるものではありません。

私は、今はこの手術は行っていません。

●レーザー治療

傷んだ静脈内に、針やカテーテルを介してレーザーファイバーを挿入して、レーザーを照射します。

逆流防止弁が壊れているタイプの下肢静脈瘤は、レーザーの照射熱によって、伏在静脈を収縮させてふさいでしまうのです。

この手術は、各医療機関で広く行われています。

いっぽう、抜け道血管が開いているタイプの下肢静脈瘤について、正しい診断をして、手術を行っている病院はかぎられます。

私の病院では、レーザーファイバーをアーチ状静脈内に挿入し、アーチ全体に対してレーザー照射を行い、静脈を閉じてしまう、という手術を行っています。

この本の抜け道血管の説明図では、わかりやすくするために血管を1～4本程度に描いていますが、**実は、抜け道血管は無数にあります。**それをひとつひとつ処理するのは大変ですが、静脈側からレーザーで一気に焼いてふさげば、患者さんの負担も軽減されるのです。

レーザー治療については、当初は麻酔の技術に問題があり、患者さんが痛い思いをしたこともありました。しかし現在、私の病院では、静脈麻酔を行っており、患者さんは眠っているため、手術中に痛みを感じることはありません。

●高周波（ラジオ波）治療

手術の方法は、レーザー治療とほぼ同じです。

照射する際に、レーザー治療は、波長１４７０ナノメートルのレーザーを用い、高周波治療は、周波数30～３００メガヘルツの電磁波を用いる、という違いがあるだけで、どちらも、血管を内側から焼いてふさぎます。

●硬化療法

硬化剤（ポリドカノール）という薬剤を、注射器で静脈内に注入して、血管を

抜け道血管をふさぐレーザー手術

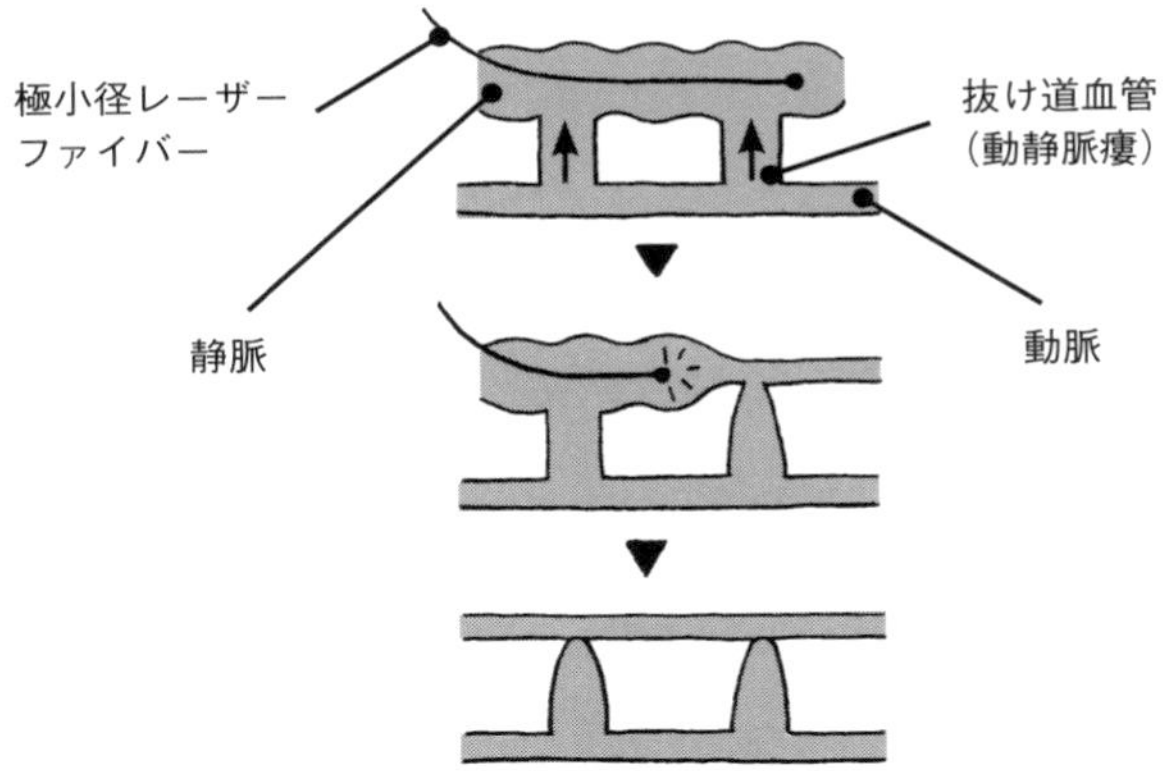

血流遮断（抜け道血管の抜け口をふさぐ）

かためます。閉塞した血管はしだいに小さくなっていき、最後は体内に吸収されます。皮膚の表面近くにある、レーザー治療ができないほど細い血管に対して行う治療です。

レーザー治療後に、むくみがとれて脚が細くなると、細かい血管が浮かび上がってくることがあります。私の病院では、このようなときに硬化療法を行っています。

このほかに、最近では、「グルー治療」「スーパーグルー治療」という手術も登場しています。カテーテルを利用して、静脈内に生体用瞬間接着剤を注入し、血管を閉塞させる手術です。

レーザー治療に比べると、麻酔が不要で、術後の痛みが少ないというメリットがあります。

むくみがあっても利尿剤を飲むのは危険

下肢静脈瘤がある程度進行してしまったら、手術をしなければ治せない、というお話はすでにしました。

手術が怖くて「飲み薬で治らないものだろうか」と考えている方もいるかもしれません。しかし、**下肢静脈瘤を根本的に治療できる薬というのは、残念ながら**

ありません。

しかし、症状を軽減させるものとして**「セレスタミン」**という薬があります。セレスタミンは、「抗ヒスタミン剤」と「副腎皮質ホルモン（ステロイド）」の2種類の成分が配合された薬で、リンパ液と水分が皮膚に染み出すのを少なくする作用があります。

リンパ液がアレルギーを起こし皮膚にかゆみが起こったり、末梢神経が冒されたりしてしまうので、それを防ぐという意味では有効でしょう。

ただし、繰り返しになりますが、進行した下肢静脈瘤を根治する薬ではありません。

それから、服用薬については、気をつけてほしいことがあります。

内科で「脚がむくむ」と訴えると、まれに利尿剤を処方されるお医者さんがいます。しかし**利尿剤を服用すると、尿が出やすくなり、循環している血液のなかの水分が体外に出てしまって、血液は濃くなります。その結果、血圧を保とうと**

して血管が細くなり、血管内の水分が外に出るので、さらにむくみがひどくなるのです。

寝たきりの方に対しては利尿剤が有効なこともありますが、そうでない方は、むくみをとる目的での服用は避けるべきです。

再発を防ぐためにも生活習慣を改善する

下肢静脈瘤のレーザー治療は、悪くなった静脈の血管をレーザーで焼いてふさぐものです。治療した血管は、やがて体内に拡散し吸収されて消失します。

しかし、下肢静脈瘤のレーザー治療を受けて、それですべてが終わり、というわけではありません。**せっかく手術が成功しても、術後の体調管理が悪ければ再**

発してしまうので、ここでは、術後のセルフケアについて説明しておきましょう。

まず、**「再発」と「再燃」は違います。**

再燃とは、いちど治療したはずの箇所に、再び静脈瘤ができてしまう、というものです。原因は、治療の際に処置しきれなかった静脈瘤が残っていることで、それが徐々に大きくなってしまうのです。

私の病院では、最新のレーザー機器で治療するため取り残しはほぼありません。しかし、従来の治療法では完全に取り除くのは難しく、かなりの確率で再燃してしまいます。

いっぽう**再発とは、治療したのとは別の部分に静脈瘤ができてしまうこと**です。最初の治療が適切でも、時間の経過とともに、静脈瘤が再発することはありうるのです。

では、再発の原因には、どのようなことがあるのでしょうか？

さまざまなことが考えられますが、「脚のポンプ機能がしっかりと働いていない」というのは、大きな要因です。

ふくらはぎに十分な筋肉がついていないと、脚の静脈を流れている血液が、心臓まで戻らないのです。これが、下肢静脈瘤を発症してしまうメカニズムと共通しているのはわかるはずです。

ふくらはぎの筋肉が衰えて萎縮してしまわないように、しっかりと運動をしてください。

「一度発症している」ということは、元々の体質や生活習慣が病気を招いているということです。37ページからの項で説明したような、発症の原因になるようなことは、ぜひ改めてください。

下肢静脈瘤が再発する主な原因

運動不足

全身の筋肉の低下や肥満を招きます。また、エアロバイクはふくらはぎの筋肉強化にはつながりません。

サンダルやスリッパを履く機会が多い

サンダルやスリッパは、脱げないように足首を固定してしまいがちなので、足の甲やふくらはぎの運動にはなりません。

扁平足だ／扁平足になった

足の土踏まずのアーチにも、静脈の血液を心臓に戻すポンプの役割があります。扁平足になると、このポンプが作用しなくなります。

日常的に歩かない／自転車利用が多い

あまり歩かない生活をしていると、脚の筋肉がどんどん萎縮していきます。また、自転車をこぐ動きはふくらはぎの筋肉に負荷がかからないので、歩く代わりにはなりません。

肥満気味である

肥満になるのは、基本的に運動不足か食べ過ぎです。筋力の低下や血行障害につながり、再発のリスクが高くなります。

膝や足首を傷めている

膝や足首を傷めて歩かない生活をしていると脚の筋力が低下するので、「歩かなくてもできる体操」をしましょう（148ページ～参照）。

第3章

むくみや、こむら返りの正体と解決法

美容面の症状は「足の甲テーピング」できれいに治る

ここまでいくつかの症例を見てきたように、下肢静脈瘤には、いくつかの典型的な症状があります。ただし、どの症状が強く出るのかは、人によって異なります。ここでは、それらをまとめてみましょう。

症状は大きく分けて、**「見栄えがよくない」という美容的な面と、「組織が傷つき、神経痛などを併発する」といった機能的な面**があります。

●美容面の症状

下肢静脈瘤の美容面の症状は、すぐに生活に支障が出たりするものではありま

下肢静脈瘤の症状

機能面

- 脚のむくみとだるさ
- 脚の皮膚のかゆみ
- 神経痛、坐骨神経痛
- 足関節の変形、扁平足
- こむら返り

美容面

- 瘤がボコボコと表に出る
- クモの巣状、網目状の静脈が透けてみえる
- 皮膚の色が黒ずむ
- 皮膚の色が白っぽくなる

せんが、皮膚がボコボコしていたり、細い血管が透けて見えていたりすると、やはり人目が気になることでしょう。これらを簡単に治すことはできるのでしょうか？

足の甲の抜け道血管が開いたことが原因の静脈瘤（上行型）が関与しているものであれば、テーピングをするだけで改善します。

ボコボコと浮き上がった瘤や透けて見える静脈は、時間をかければ治まるはずです。同時に、むくみも解消されます。

ただし、逆流防止弁が機能不全になって、静脈が逆流することが原因で起こる下肢静脈瘤との混合型の場合は、テーピングによって先にむくみが取れることにより、逆にボコボコが目立つことがあります。静脈に元に戻る力が残っていれば、徐々にボコボコが小さくなっていきますが、根気が必要です。

とはいえ、**混合型を合わせると、抜け道血管が開くタイプの患者さんの割合は約9割です。**大多数の方は、足の甲テーピングで改善に向かうはずです。

足の甲テーピングの詳しいやり方は91ページを参照してください。テーピングをした直後から効果が出るわけではありませんが、早い人なら、2～3日くらい続ければ、足先の冷えやむくみなどが軽くなっているのが実感できるはずです。

●機能面の症状

機能面では、まず、脚のむくみとだるさが典型的な症状です。

むくみを治療しないままに放置しておくと、リンパ液がアレルギーを起こして皮膚がかゆくなります。これらが進行すると、皮膚の表面がかたくなり、皮膚に穴があくこともあります。穴は「潰瘍」と呼ばれ、骨が見えることさえあるのです。まれにしか起こりませんが、切断の可能性も皆無ではありません。

このような症状になる前に気づくだろうと思われるかもしれませんが、リンパによって神経が傷ついているため、痛みを感じないのです。

そのいっぽうで、神経痛や坐骨神経痛を併発したり、足首の関節が変形して扁平足になる人もいます。

血管内脱水によって溜まったリンパ液と水分が、むくみとだるさを招く

下肢静脈瘤の典型的な症状である「むくみ」や「だるさ」。

下肢静脈瘤の患者さんのなかには、前の項目で紹介した「皮膚がボコボコする」という症状が現れない人もいるのですが、むくみとだるさは、非常に多くの人に出る症状なので、よく理解しておくのが大事です。もう少し詳しく説明しておきましょう。

毛細血管から染み出したリンパ液は、リンパ管に流れ込み、染み出した水分の約9割は静脈に回収されます。しかし、**回収されるには、静脈を流れる血液の濃度が低く（いわゆるサラサラ血）、高速で流れる必要があります。**静脈の血液が勢いよく流れることで、血管周辺の水分を血管内に取り込むことができるからです。

逆にいえば、**血液の濃度が高くなって（いわゆるドロドロ血）、流れが悪くなると、水分は静脈に回収されません。**

では、どういう場合に、血液の濃度が高くなるのでしょうか？

それがまさに、下肢静脈瘤になったときなのです。**下肢静脈瘤になるとそれより下部の静脈内に大量の血液が心臓に戻ることなく滞留してしまいます。この状**

態を「うっ血」あるいは「うっ滞」というのですが、こうなると血管内の圧力がどんどん上がり、血漿（リンパ液）と水分が染み出す量が増えてしまいます。

血管中の水分が外に染み出してしまうことによって血液濃度はさらに濃くなる、という**悪循環を繰り返し、血管内は脱水状態になってしまうのです。**

この状態が続くと、血圧が低下してしまい、血圧を保つために全身の血管が収縮します。濃い血液が収縮した細い血管に流れ込むと抵抗が上がり、さらに血液内の水分が血管外に出てしまいます。結果、より流れが悪くなって脱水が加速する、という現象が起きます。

●むくみ

静脈に回収されなかった水分は、大部分は、血管のまわりの脂肪とその周囲に溜まります。これがどんどん溜まっていくことで、脚がむくんでしまいます。

ちなみに、このような状態のときに、利尿剤を服用したり、利尿作用のあるお

静脈と水分の関係

●下肢静脈瘤で水分が滞るとき

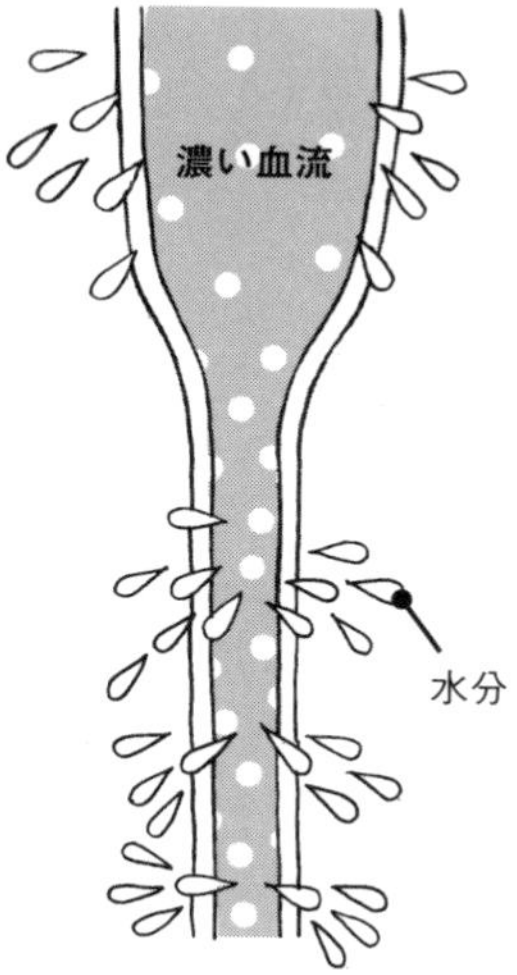

狭い管を濃い血液が流れるとき、抵抗が増えるために水分がより多く染み出し、さらに濃い血液になるという悪循環が起こる

●むくみがとれるとき

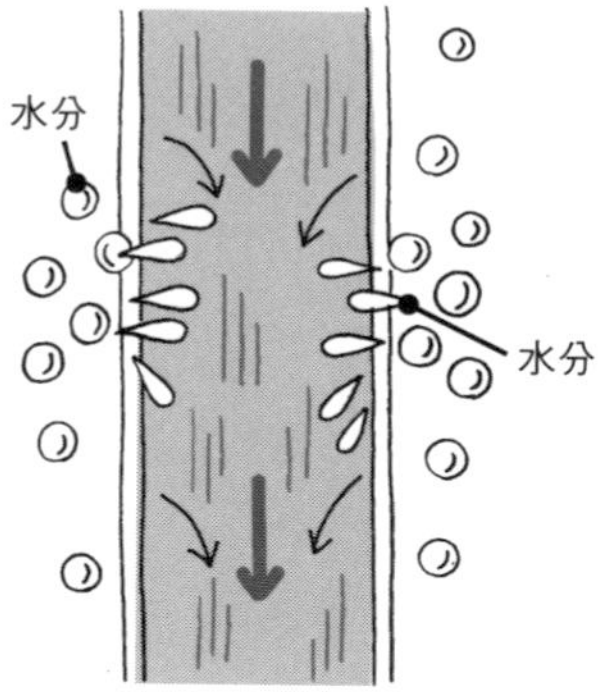

健康な体質であれば、血液がサラサラと流れ、血流が速くなることで血管の周りの水分が血液の中に取り込まれる

茶、コーヒー、アルコールなどを大量に摂取したりすると、尿がたくさん出てしまうことで、血管内部の水分がさらに減ります。これは「血管内脱水」を起こしやすい状態であり、むくみはさらに悪化してしまいます。

●だるさ

下肢静脈瘤のもうひとつの典型的な症状である「だるさ」の正体は、血管内の圧力が高まって、**中から押し出そうとする力によって起こります**。また、脚の筋肉などの組織に酸素や栄養分が届かなくなり、それらの組織がしっかりと働くことができなくなる。これは疲労です。テーピングで早期に軽くなるのは「だるさ」で、テーピングを続けることで「疲労」も軽くなっていきます。

これらの症状を放置すれば、やがて自分のリンパ液がアレルギーを起こして皮膚にかゆみ、色素沈着、皮膚硬化症などの症状に進行させるのです。

むくみを簡単に軽減させるには「口《くち》テーピング」が効果的

下肢静脈瘤の症状であるむくみをとるには、さまざまな方法があります。足の甲の抜け道血管が開いたことが原因であれば、足の甲テーピングが効果的です。また、抜け道血管が開きにくいように気をつけたり、第4章で紹介しているエクササイズ（148ページ〜）をするのもいいでしょう。

ただし、もっと簡単にむくみをとる方法があるので紹介しておきます。

●口呼吸をやめる

まず、睡眠中の「口呼吸」を「鼻呼吸」に変えることです。

最近わかってきたことなのですが、**口呼吸をやめるとリンパの流れがよくなって、むくみが軽減される**のです。

理由はまだはっきりしません。リンパ液のすべては、リンパ管を通って回収されますが、リンパ管は胸のところで「胸管」と名前を変えて、左鎖骨下静脈《ひだりさこつしたじょうみゃく》に流れ込み、心臓に戻ります。寝ているときに正しく鼻呼吸をすることで、胸管が押されてリンパが流れますが、静脈の圧がリンパの圧より低いことが必要です。

逆にいえば、口呼吸をしているとリンパの流れが悪くなるのです。また**口呼吸によって静脈の血圧が上がりますが、これらはむくみを促進させてしまいます。**

口呼吸はそのほかにも、舌根《ぜっこん》が喉に向けて垂れ下がるので、気道が確保できず、いびきを誘発したり、その結果として睡眠の質の低下を招きます。さらに、口の中が乾燥して、むし歯や口臭につながったり、ウイルスに感染しやすくなったりするなど、よいことはありません。

寝ているあいだの口呼吸を鼻呼吸にするには、**仰向けに寝るのを避けて、横向**

きや、うつ伏せで寝るのもひとつの方法です。

しかし、それ以上に簡単で効果的なのは、市販のテープを使う方法。ドラッグストアで、「口閉じテープ」「鼻呼吸テープ」などの名前で販売されています。

口テーピングは、子宮がん術後やリンパ浮腫の術後の患者さんの脚がむくむ場合にも、効果があります。

●弾性ストッキング

脚のむくみが解消されるという弾性ストッキング。脚全体を圧迫するようにつくられていて、足首の圧迫がもっとも強く、太ももに向かうほど圧迫が弱くなっているので、静脈の流れやリンパの戻りを良くします。

しかし、安易な使用はおすすめしません。

弾性ストッキングは直接皮膚に触れるとかゆくなって、かぶれることもあります。また、弾性ストッキングの素材によっては関節部にしわができて、静脈やリ

リンパの流れ

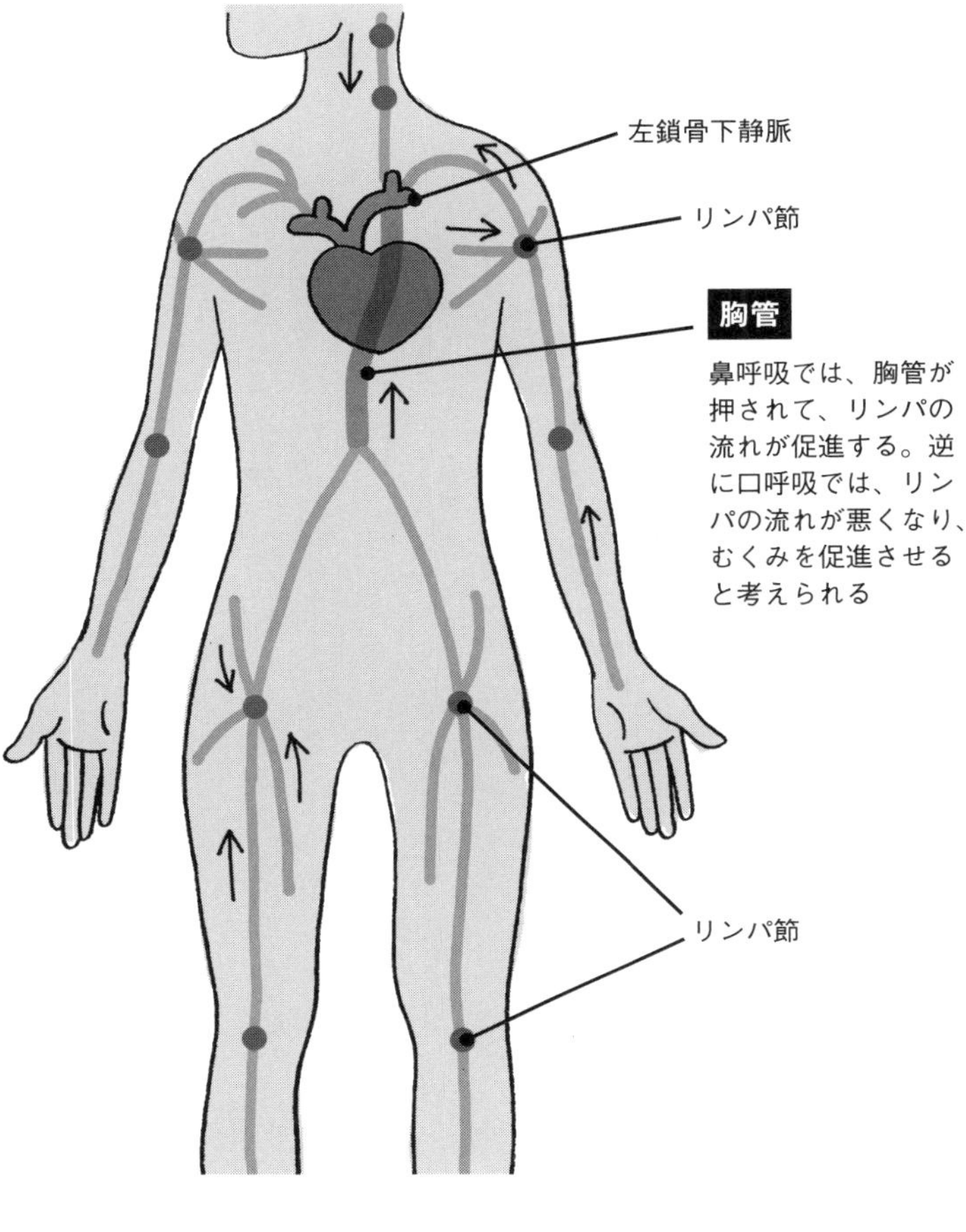
左鎖骨下静脈
リンパ節
胸管
鼻呼吸では、胸管が押されて、リンパの流れが促進する。逆に口呼吸では、リンパの流れが悪くなり、むくみを促進させると考えられる
リンパ節

ンパの流れを逆に悪くする場合もあります。

そもそも弾性ストッキングは下肢静脈瘤の治療にならないし、進行を止めることにもなりません。リンパ液によるアレルギーで皮膚に炎症を起こしたり、赤く熱く腫れたりしたときには効果的ですが、足の甲テーピングと口テーピングで十分に脚のむくみは取れるでしょう。

寝ているときにこむら返りが起こったら、下肢静脈瘤を疑ってみる

睡眠中の「こむら返り」も、下肢静脈瘤の典型的な症状のひとつです。

こむら返りとは、ふくらはぎの筋肉が収縮したままけいれんを起こし、自分の意志で緩めることができない状態になることで、激しい痛みを伴います。「脚が

つる」ともいいます。

なぜこむら返りが起こるのかは、実は、はっきりとはわかっていません。ひとつの有力な説として、「ゴルジ腱器官（腱紡錘《けんぼうすい》）の不調」が挙げられます。どういうことか、順に説明していきましょう。

筋肉には、引き伸ばされた際に断裂しないように、長さを感知する「筋紡錘《きんぼうすい》」というセンサーがあります。いっぽう、ゴルジ腱器官は腱のなかにあり、筋肉が収縮する際に、強すぎる張力で筋肉や腱が断裂をしないように、張力を感知するセンサーです。

この両者がバランスよく機能することで、ケガすることなく筋肉を動かすことができます。ところが、何かの原因でゴルジ腱器官がうまく働かなくなると、筋肉が収縮したままになるのです。これがこむら返りのメカニズムだといわれています。

では、ゴルジ腱器官のセンサーはどうして誤作動を起こすのでしょうか？

こむら返りはゴルジ腱器官（腱紡錘）の誤作動が原因!?

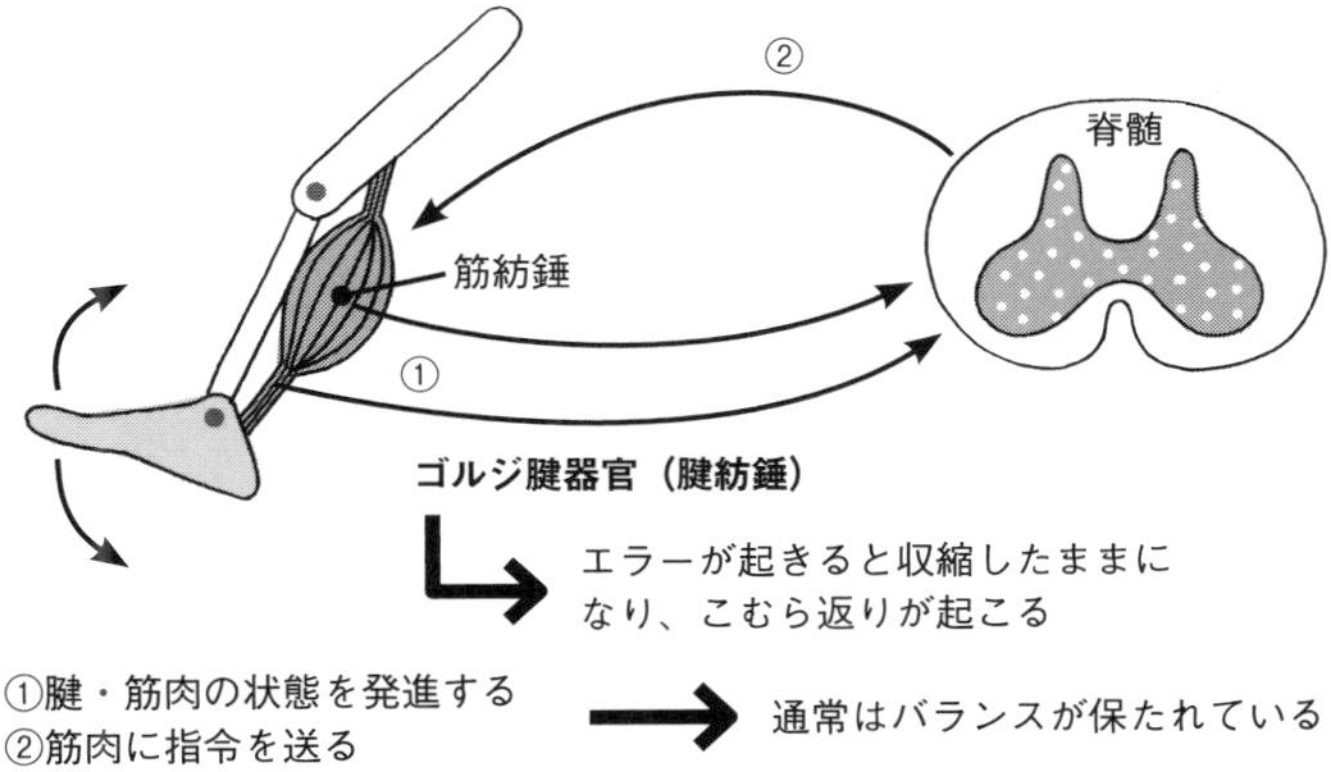

②
脊髄
筋紡錘
①
ゴルジ腱器官（腱紡錘）
エラーが起きると収縮したままになり、こむら返りが起こる
①腱・筋肉の状態を発進する
②筋肉に指令を送る
通常はバランスが保たれている

大きな要因として、「静脈瘤」と「電解質異常」が挙げられます。

静脈瘤になっていたり、静脈にうっ血などの異常があると、ゴルジ腱器官の機能が低下してしまいます。また、体内のミネラルバランスが悪くなる電解質異常も、ゴルジ腱器官に悪影響を及ぼします。

ただし、もうひとつ、脳の異常が原因でこむら返りが起こることがあります。

「眠りが浅い」「夜中にトイレに何度も起きる」「いちど目が覚めると

寝付けない」といった特徴がある人は、脳に原因がある可能性が高く、これは足の甲テーピングでは治りません。

こむら返りの原因がどれなのかは、診察をしないとはっきりわかりませんが、足の甲テーピングをしても改善しない方で、眠りに関する上記の特徴がある方は、脳神経内科や睡眠外来などで相談してみるといいでしょう。たいてい、入眠剤を飲むことで改善するはずです。

＼＼ こむら返りが起こったら ふくらはぎの筋肉をやさしく緩める

こむら返りが起きにくい体にするには、足の甲テーピングが有効です。同時に、運動不足ぎみの生活を改めたり、食生活を見直したりする必要があります。

ただし、それらは長期戦になるので、ここでは、こむら返りが起こった直後の対処法を紹介しておきましょう。

こむら返りの解消法

●タオルで引き寄せる

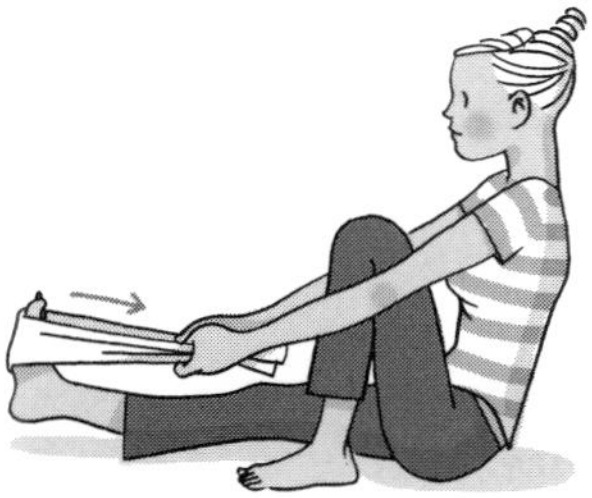

●つま先を引き寄せる

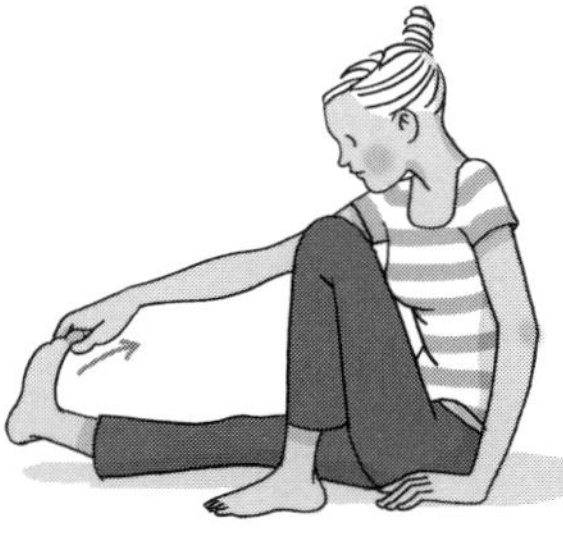

　こむら返りは、ふくらはぎの筋肉の過収縮なので、それを緩めるように伸ばしていけばいいのです。座って膝を伸ばした状態で、つま先をつかみ、ゆっくりと引き寄せるようにします。手が届かないときは、タオルなどを利用するといいでしょう（上図参照）。

　激しく引っ張らないように、やさしく行ってください。

　痛みが治まったら、少し歩いてみたり、ふくらはぎをやさしくマッサージをしたりするなどしておけば、再発の可能性が低くなります。

下肢前面の筋肉や足の裏の筋肉がこむら返りを起こした場合は、立ち上がって直立にして、こむら返りをしている方に体重を掛けると解消されます。

こむら返りは暑いときに起こりやすい！ 夏場はしっかりと水分を摂ろう

こむら返りが起こるメカニズムについては、前項で説明しました。

では、こむら返りが起こりやすい外的な要因として、何が挙げられるのでしょうか？　それは、暑さです。

暑くなると大量の汗をかき、脱水症状になりやすくなります。

脱水症状が下肢静脈瘤に悪いことは１１９ページからの項でも説明しましたし、

同じようにこむら返りも誘発することは前項でも述べました。

しかし、発汗がこむら返りを招くメカニズムはそれだけではなく、ミネラルバランスが悪くなるからという問題もあります。

大量の汗をかくと、汗とともにミネラルが体外に流れ出してしまい、ミネラルバランスが崩れてしまうのです。

体内には多くの種類のミネラルがありますが、**こむら返りに大きく影響するものとして、カリウム、カルシウム、マグネシウムが挙げられます。**

この3種類のミネラルが不足したりバランスが悪くなったりすると、ゴルジ腱器官をはじめとする神経や筋肉の伝達機能が低下し、筋肉の収縮や弛緩がうまくいかなくなります。その結果としてふくらはぎに起こるけいれんが、こむら返りなのです。

ちなみに**一番大事なのがカリウム**です。ナトリウム（塩分）が増え過ぎると、体内のイオンバランスを保つためにカリウムが減るので、塩分の摂り過ぎはこむら返りを誘発してしまいます。

そのため、夏場にぜひ注意してほしいことは、水分をしっかりと摂る、ということです。できれば、電解質が含まれているミネラルウォーターがいいでしょう。さらに、カリウムなどのミネラルを多く含む食品をたくさん食べることも大切です。食べものについては、１４２ページの表も参照してください。

夏は、暑さのために寝不足になりがちですが、こむら返りが起こると、さらに睡眠の質が落ちてしまいます。

普段から、ウォーキングを実行したり、ストレッチをして脚の筋肉をよくほぐしたりして予防を心がけましょう。日中にしっかりと体を動かしてぐっすりと眠れるようになれば、こむら返りの予防になるだけではなく、脳への影響もよいものになります。

睡眠中は冷房をかけるのを嫌がる人もいますが、タイマーを上手に利用するなどして、睡眠環境を整えましょう。

もうひとつ、充分に睡眠が取れない場合、たとえばよく夢を見たり、トイレに何度も起きたりする状態の場合もこむら返りは起きます。このような状態が続くと、眠っているときに脳が回復できずに脳委縮を引き起こし、認知症になるケースもあります。

こむら返りの背後に隠れている、命にかかわる重篤な病気に注意！

こむら返りについて解説をしてきましたが、ここでは、下肢静脈瘤が原因で起こるケースを中心に説明しました。

しかし、こむら返りが起こる病気は、下肢静脈瘤だけではないのです。怖い病気が隠れている危険性もあるので、注意しましょう。

特に注意が必要なのは、脳梗塞《のうこうそく》や心筋梗塞《しんきんこうそく》などの血管系の病気です。**脳梗塞の場合は、こむら返りだけではなく、「片方の手足がしびれる」「ろれつが回らない」「物が二重に見える」といった症状がある**ので、判断しやすいかもしれません。また、**心筋梗塞は、急激な左胸の痛み**が特徴です。

血管系の病気は、発症後の早い時間に初期治療が受けることができるかどうかによって、その後の経過が左右されます。上記の症状に該当するときは、「いつものこむら返りだ」と思って放置せず、場合によっては救急車を呼ぶなど、すばやい対応が必要です。

そのほかの病気についても、早めの対処することをおすすめします。運動をしたり食生活を見直したりするなど生活習慣を改善しても、こむら返りが頻繁に起こるようであれば、いちど病院で診てもらうのがいいでしょう。

こむら返りを起こしやすい病気や症状

分類	可能性のある病気や症状
血管系の病気	脳梗塞、心筋梗塞、閉塞性動脈硬化症、血管炎など
代謝系の病気	糖尿病、肝機能障害、腎機能障害など
内分泌系の病気	甲状腺機能低下症、副甲状腺機能低下症、アジソン病など
神経や筋肉系の病気	脊柱管狭窄症、椎間板ヘルニア、筋萎縮性側索硬化症（ALS）、筋ジストロフィーなど
骨や関節の病気	関節炎
脱水症状	下痢、嘔吐、熱中症など
薬の副作用	降圧剤、脂質異常症の薬、抗がん剤、ぜん息の薬、利尿剤などの副作用として

第4章

「元気な静脈」を取り戻すための毎日のセルフケア

下肢静脈瘤の予防には、塩分を控え、必要なミネラルをしっかり摂取

ここまで、下肢静脈瘤は何が原因で起こるのか、どのような症状が出るのか、どのような治療法があるのか、といったことを説明してきました。

この章では、下肢静脈瘤の発症を予防するために、日常生活で実践してほしいことを紹介します。生活上の注意点については何度か述べているので、重複するところもありますが、整理しておきましょう。

まずは、食事について。

下肢静脈瘤になりにくい食事とは、要は「血液をサラサラにして血行をよくする」「むくみにくい体にする」「太りすぎないようにする」というものです。

●塩分を控える

塩分の過剰摂取に気をつけましょう。

塩分を摂り過ぎるとナトリウムが細胞に多く留まり、そのナトリウムのせいで水分が細胞のなかに溜まってしまいます。すると細胞がふくらんでしまい、血管が細くなり、高血圧につながります。

塩分の多い食べものとしては、ファストフードやスナック菓子などが挙げられますが、おかずの味付けにも気をつけましょう。

●ミネラルをしっかり摂る

カリウム、カルシウム、マグネシウムが不足しないように気をつけてください。これらが不足すると、高血圧になったり、筋力低下や筋肉のけいれんを起こしやすくなったり、骨粗しょう症を起こしたりします。

カリウムは、バナナ、キウイ、マンゴーなどに多く含まれています。

積極的に摂取したいミネラル

ミネラルの種類	不足すると起こる症状	含まれる食品
カリウム	筋力低下、筋肉のけいれん（こむら返りなど）、脱水症状など	芋、野菜、果物など
カルシウム	骨粗しょう症、高血圧、動脈硬化、免疫力の低下など	乳製品、小魚、小松菜など
マグネシウム	骨粗しょう症、筋肉のけいれん、疲労感、心疾患、神経・精神疾患など	緑葉野菜、海草類、豆類（大豆、アーモンド、カシューナッツ）など

また、カルシウムを摂り過ぎると、マグネシウムの吸収を阻害することが報告されているので、両者のバランスが大事です。**カルシウムとマグネシウムの摂取比率は、2対1が理想**といわれています。

●摂取カロリーは少なめにする

肥満にならないように、カロリー過多に気をつけましょう。特に糖質や脂質の摂り過ぎは危険です。

ファストフードやお菓子は、この点でも注意が必要です。また、揚げ物や炭水化物も高カロリーなので、肥満ぎみの方は控え目にするのがいいでしょう。

●野菜をしっかり摂る

ミネラル分を摂取するという意味でも、カロリー過多にならないようにという意味でも、野菜を多めに食べましょう。

また、便秘になりにくいようにするためにも、野菜は必須です。

このほかに、良質なタンパク質、ＥＰＡやＤＨＡを含む青魚、味噌や麹《こうじ》などの発酵食品なども積極的にとるようにしてください。

また、**水もしっかり摂りましょう。「1日1リットルの水を飲む」というのが目安です。お茶やコーヒーなど利尿作用のある飲み物は控え目に。**

食事は食べる時間にも注意が必要！ 食べてから寝るまでは3時間空けよう

食事の内容は大切ですが、食べる時間も気をつけましょう。

夜型の生活をしていると晩ごはんの時間が遅くなりがちです。睡眠の直前に食事をすると、血糖値が高いまま眠ることになり、太りやすくなります。

望ましいのは、食後3時間以上経ってから眠ることです。これだけ時間を空けてやや空腹気味《ぎみ》なくらいで寝たほうが、脂肪が分解されやすくなります。というのも、睡眠中も体は代謝を行っており、そのときに必要なエネルギーは、体内の脂肪を使って行われるからです。

晩ごはんだけでなく、3食とも規則正しく食事をしていれば、生活のリズムも整い、自律神経が安定します。その結果、体に余計なストレスがかからなくなり、良質な睡眠にもつながります。

これらは、下肢静脈瘤の予防にかぎらず、体を健康に保つために守ってほしいことです。

日常で取り入れてほしい 下肢静脈瘤の予防に効果的な習慣

下肢静脈瘤を予防するために、日常生活で気をつけることをまとめてみましょう。

●足の甲テーピング

足の甲テーピングのやり方については、２章で詳しく説明した通りです。

脚のむくみやこむら返りなどが気になる方で、まだ病院に行くほどではないと思っている方は、ぜひ試してみてください。「病院へ行くほどではない」というのは、「かゆみがない」「気になるほど血管がボコボコと瘤になっていない」という方です。

もちろん通院をしている人でも、足の甲の抜け道血管が原因の下肢静脈瘤の方は、症状軽減に効果があるはずです。

●毎日正座をする

正座をすると、ふくらはぎが圧迫されて、脚の静脈のうっ滞を解消できます（39ページ図参照）。

畳がなければソファやカーペットの上でもかまいません。新聞を読んだりテレビを見たりしながら、5分程度でいいのです。

特にイスの生活をしている人は、毎日5分×3～4回ほど、意識して正座をするようにしましょう。

ただし膝が痛い方は、無理はしないでください。

●膝下のマッサージに注意

脚のマッサージは、気持ちがよかったり、むくみなどの症状が改善するのであれば、やっても大丈夫です。痛かったり効果が実感できなかったりする場合は、無理に行う必要はありません。

マッサージを行う際に注意してほしいのは、膝下はやさしくさすり上げるか、手のひらなどの面で押す程度に留める、ということです。

というのも膝下は、皮膚の表面近くをリンパ管が通っているので、強く押したりすると、リンパ管が傷つくのです。

膝上のリンパ管は皮膚からだいぶ奥まったところにあるので、多少強く押しても大丈夫です。

家事や仕事の合間にできる簡単なエクササイズを

下肢静脈瘤を予防するためには、脚に溜まりがちな血液を心臓にしっかり送り出せるように、ふくらはぎを中心に脚の筋肉を鍛える必要があります。

ここでは、家事や仕事の合間に手軽にできるエクササイズをいくつか紹介しましょう。**大切なのは、短い時間でいいので、毎日継続して行うことです。**

膝痛を抱えている方でもここで紹介しているエクササイズであれば、膝に負担がかからないので問題なくできるはずです。

個人差はありますが、エクササイズをはじめて数週間も経てば、その効果を実感できるでしょう。

おすすめエクササイズ①
かかとの上げ下げ

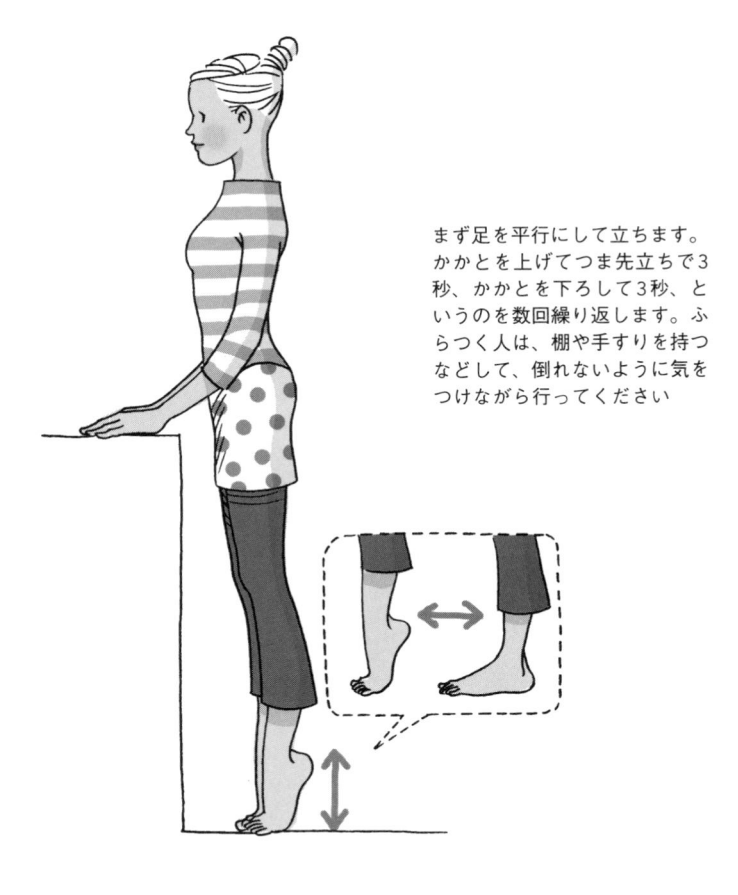

まず足を平行にして立ちます。かかとを上げてつま先立ちで3秒、かかとを下ろして3秒、というのを数回繰り返します。ふらつく人は、棚や手すりを持つなどして、倒れないように気をつけながら行ってください

おすすめエクササイズ②
足首の上げ下げと回転

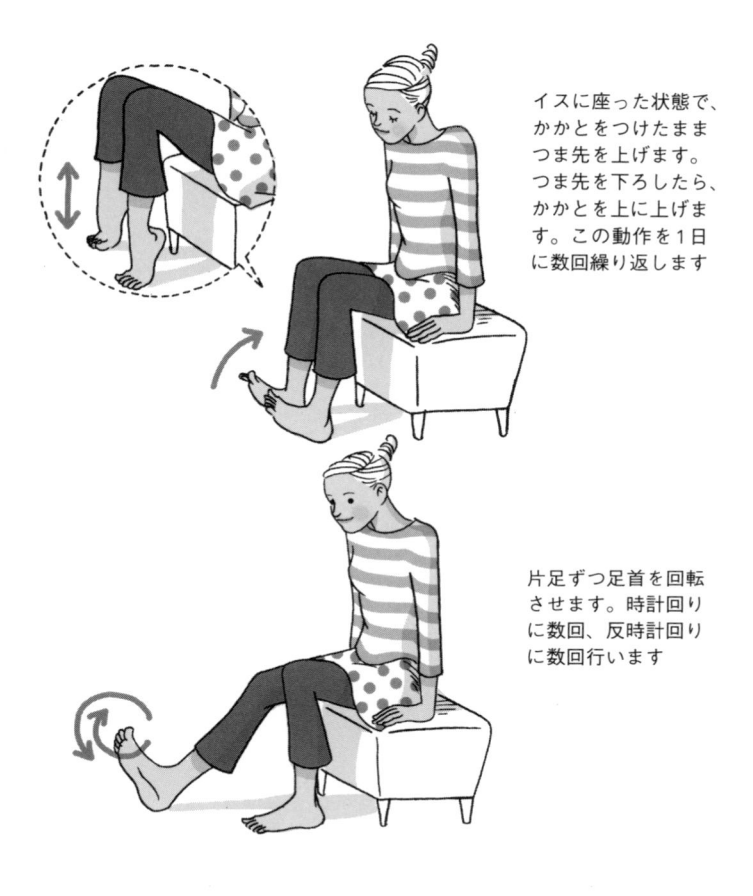

イスに座った状態で、かかとをつけたままつま先を上げます。つま先を下ろしたら、かかとを上に上げます。この動作を1日に数回繰り返します

片足ずつ足首を回転させます。時計回りに数回、反時計回りに数回行います

おすすめエクササイズ③
脚のブラブラと回転

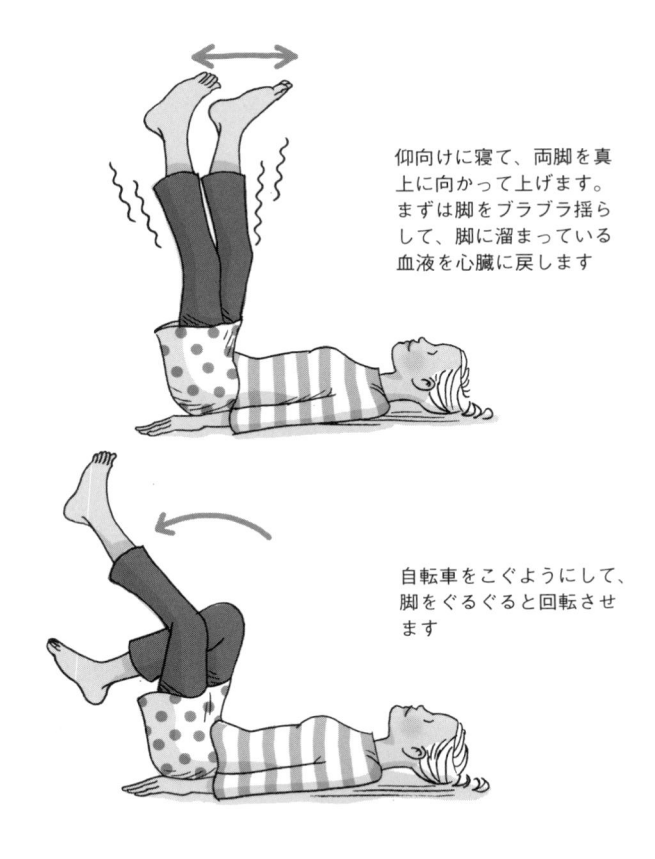

仰向けに寝て、両脚を真上に向かって上げます。まずは脚をブラブラ揺らして、脚に溜まっている血液を心臓に戻します

自転車をこぐようにして、脚をぐるぐると回転させます

》毎日30分のウォーキングで脚の血行がよくなってむくみもとれる

日々のエクササイズも重要ですが、特におすすめなのはウォーキングです。「歩く」という動作によって、脚の関節が自然に稼働し、ふくらはぎは収縮します。この収縮が繰り返されることで、脚に溜まった静脈が心臓に送り出されていくのです。静脈の流れが速くなれば、むくみがとれます。

ウォーキングは、1日に30分程度でOK。エクササイズと同様に、毎日続けることが大事です。

朝の運動は心臓に負担がかかりやすいので、できれば、**夕食後から寝る前の時間帯がいいでしょう。**仕事先から帰宅する際に、1駅分歩く、という方法でも大丈夫。ウォーキングを生活習慣の一部にしてしまいましょう。

運動や食事などの生活習慣の改善で「元気な静脈」を取り戻そう

この本を最初から読み進めていただいて、「元気な静脈」にするにはどうすればいいのか、だいたいおわかりいただけたでしょうか。

最後にもう一度、まとめておきます。

水をしっかり摂るのが基本です。お茶やコーヒーなどの利尿作用のあるものではなく、**1日1リットルの水を飲みましょう。**水道水でもいいのですが、ミネラルを含有しているミネラルウォーターなら、さらにむくみ予防に効果的です。

毎日、**脚の筋肉を使うエクササイズ**をしましょう。それに加えて、**30分のウォーキング**をしてください。

そして**1日に3〜4回、各5分程度でいいので正座**をしましょう。膝が痛くてできない人は無理することはありません。

食事にも気を配りましょう。塩分控えめ、野菜や魚をしっかり食べて、糖質や脂質の多いファストフードやスナック菓子は控えめにします。食事の時間は規則正しく、晩ごはんから寝るまでのあいだは3時間以上あけます。

アルコールは控えめにして、タバコはできるだけやめましょう。

足先が冷たいと感じても、**足を直接温めることはやめて、その代わりに足の甲テーピングをしてください。**

すべてを一度に実践するのは難しいかもしれませんが、できることからはじめてみましょう。自身の努力で生活習慣を改善していくことで、「元気な静脈」を取り戻せるのです。

おわりに

最後までお読みいただきありがとうございました。

本書が足のむくみ、だるさ、こむら返り、見た目が気になるなど、ご自分のかかえている症状について、改めて考えるきっかけになればと思っています。

足は血流を支える大切な部位です。むくみやこむら返りは、心臓に血液を戻す静脈が悲鳴を上げているサインです。そしてむくみを起こすリンパ液と水分の関係についてもご理解いただけたでしょうか？

症状が軽い方がご自宅で手軽にできる治療法として、足の甲テーピングを紹介しました。テーピングの方法が難しいものではないことは、読んでいただいたみなさんはすでにおわかりでしょう。

私のクリニックに来られる多くの患者さんに、「抜け道血管」由来のむくみがあり、説明するとみなさん、びっくりされます。そして足の甲テーピングを試していただいていますが、その効果ははっきりと現れています。

たとえば、脚の重だるさや痛みを抱えていた50代の女性は、テーピングによって、これらの症状が軽くなったと感想を述べています。また、20代から脚のむくみに悩んでいたという40代の女性も、テーピングを行ったことで、２週間後にはむくみが解消され、２か月後には青黒くなっていた血管の色が元に戻りました。

もちろん、効果に個人差はありますし、症状が進んでしまった患者さんは、テーピングだけでは根治しないので手術が必要になります。

本文でもお伝えしましたが、**症状の悪化のサインは脚の「かゆみ」が出たとき**。この場合は、専門医に相談してください。手術が必要となったときにもどんな方法があるのか、本書で紹介しました。

現在、私の病院では、チーム医療を行っています。手術の際には、麻酔医、看護師数名、臨床検査技士、臨床工学技士など、7名で構成されたチームにより、ひとりの患者さんに対しては、両脚でも10〜20分程度で手術をすることが可能なりました。

というのも、実は、「両脚同時に手術をするほうが、患者さんの感じる痛みが少ない」ということに気づいたので、それも取り入れているのです。この評判を聞きつけて、日本全国から患者さんが訪れていますし、また海外から来られる方もいらっしゃいます。年間でおよそ2万人です。手術の件数は年間1900件くらいで、おそらく世界でトップクラスだと思います。

しかし、**初期の場合は、運動を行って脚に筋肉をつけつつ、ほかの生活習慣の改善と同時に足の甲テーピングを行うことで、手術をすることなく、すっかり治る方も大勢います。**軽い症状であれば、足の甲テーピングをぜひ試していただきたいと思います。

大切なのは生活習慣の改善です。この本で推奨していることの多くは、下肢静脈瘤にかぎらず、体を健康に維持して長生きするためによいことばかりです。

ぜひ、生活全般を改めて、健康な体を取り戻してください。

サトウ血管外科クリニック院長　佐藤達朗

著者
佐藤達朗（さとう・たつろう）

日本胸部外科学会認定医・日本外科学会認定医・日本心臓外科学会所属・日本血管外科学会等所属。1986年信州大学医学部を卒業後、神戸大学、京都大学の心臓血管外科などを経て武田病院グループにて心臓血管外科部長を務める。2008年に京都でサトウ血管外科クリニックを開院。少しでも患者の痛みを軽減でき、再発率を下げられる方法を研究して独自の静脈内レーザー手術の治療法を開発。開院とともに口コミで広がり、治療実績は2万人を超える。

サトウ血管外科クリニック
HP　https://www.sato-vsc.com/

協力　佐藤俊郎

Staff

ブックデザイン　五味朋代（フレーズ）
アートディレクション　大薮胤美（フレーズ）
装画・挿絵　岡本典子
編集協力　川崎純子
編集制作　早草れい子（Corfu企画）

参考文献

佐藤達朗
『足のむくみは治る！　冷え・だるさも解消する「静脈」のひみつ』（自由国民社）
佐藤達朗『下肢静脈瘤は自分で防ぐ！こうして治す！』（PHP研究所）
岩井武尚『下肢静脈瘤・むくみは自分で治せる！』（学研プラス）

参考HP

国立循環器病研究センター「脚の静脈の血行障害ー静脈瘤」
http://www.ncvc.go.jp/cvdinfo/pamphlet/blood/pamph97.html
MSD マニュアル 家庭版「静脈の病気」
https://www.msdmanuals.com/ja-jp/ホーム/06-心臓と血管の病気/静脈の病気
時事メディカル「女性に多い下肢静脈瘤 レーザー治療で負担少なく」
https://medical.jiji.com/topics/1244
同友会グループ「夜中に足がつることはありませんか？」
http://www.do-yukai.com/medical/83.html

足のむくみ・こむら返りは“抜け道血管”が原因だった
下肢静脈瘤は「足の甲テーピング」で9割よくなる！

2020年10月30日　初版発行
2023年 7 月30日　10刷発行

著者　佐藤達朗
発行者　小野寺優
発行所　株式会社河出書房新社
〒151-0051 東京都渋谷区千駄ヶ谷2-32-2
電話 03-3404-1201（営業）　03-3404-8611（編集）
https://www.kawade.co.jp/

印刷・製本　株式会社暁印刷

Printed in Japan
ISBN978-4-309-28818-5